JN241861

新スタンダード薬学シリーズ　第 1 巻

モデル・コア・カリキュラムで学ぶ 薬学

新スタ薬シリーズ編集委員会 編

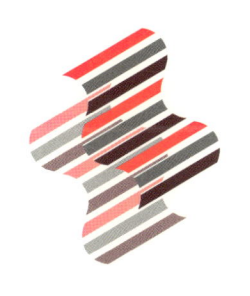

東京化学同人

薬剤師として求められる基本的な資質・能力

薬剤師は，豊かな人間性と医療人としての高い倫理観を備え，薬の専門家として医療安全を認識し，責任をもって患者，生活者の命と健康な生活を守り，医療と薬学の発展に寄与して社会に貢献できるよう，以下の資質・能力について，生涯にわたって研鑽していくことが求められる．

【① プロフェッショナリズム】
豊かな人間性と生命の尊厳に関する深い認識をもち，薬剤師としての人の健康の維持・増進に貢献する使命感と責任感，患者・生活者の権利を尊重して利益を守る倫理観を持ち，医薬品等による健康被害（薬害，医療事故，重篤な副作用等）を発生させることがないよう最善の努力を重ね，利他的な態度で生活と命を最優先する医療・福祉・公衆衛生を実現する．

【② 総合的に患者・生活者をみる姿勢】
患者・生活者の身体的，心理的，社会的背景などを把握し，全人的，総合的に捉えて，質の高い医療・福祉・公衆衛生を実現する．

【③ 生涯にわたって共に学ぶ姿勢】
医療・福祉・公衆衛生を担う薬剤師として，自己及び他者と共に研鑽し教えあいながら，自ら到達すべき目標を定め，生涯にわたって学び続ける．

【④ 科学的探究】
薬学的視点から，医療・福祉・公衆衛生における課題を的確に見出し，その解決に向けた科学的思考を身に付けながら，学術・研究活動を適切に計画・実践し薬学の発展に貢献する．

【⑤ 専門知識に基づいた問題解決能力】
医薬品や他の化学物質の生命や環境への関わりを専門的な観点で把握し，適切な科学的判断ができるよう，薬学的知識と技能を修得し，これらを多様かつ高度な医療・福祉・公衆衛生に向けて活用する．

【⑥ 情報・科学技術を活かす能力】
社会における高度先端技術に関心を持ち，薬剤師としての専門性を活かし，情報・科学技術に関する倫理・法律・制度・規範を遵守して疫学，人工知能やビッグデータ等に係る技術を積極的に利活用する．

【⑦ 薬物治療の実践的能力】
薬物治療を主体的に計画・実施・評価し，的確な医薬品の供給，状況に応じた調剤，服薬指導，患者中心の処方提案等の薬学的管理を実践する．

【⑧ コミュニケーション能力】
患者・生活者，医療者と共感的で良好なコミュニケーションをとり，的確で円滑な情報の共有，交換を通してその意思決定を支援する．

【⑨ 多職種連携能力】
多職種連携を構成する全ての人々の役割を理解し，お互いに対等な関係性を築きながら，患者・生活者中心の質の高い医療・福祉・公衆衛生を実践する．

【⑩ 社会における医療の役割の理解】
地域社会から国際社会にわたる広い視野に立ち，未病・予防，治療，予後管理・看取りまで質の高い医療・福祉・公衆衛生を担う．

シリーズ刊行の趣旨

　2002 年薬学教育モデル・コアカリキュラム（以下コアカリ）が最初に日本薬学会のもとで策定され，2013 年改訂を経て，今般 2022 年度版（令和 4 年度改訂版）が，文部科学省『薬学系人材養成の在り方に関する検討会』のもとでまとめられ，薬学教育モデル・コア・カリキュラム（以下改訂コアカリ）として 2024 年度から各薬系大学のカリキュラムにおいて運用されることになりました．今回の改訂では，「薬剤師の臨床に係る実践的な能力」，「薬剤師の社会的活動」，「課題発見能力と問題解決能力の醸成とその実践」等の学修目標が従前より明瞭かつ重視され，各大学のカリキュラムや授業，および薬剤師を目指す学生の学修に変革と希望がもたらされています．そこで，改訂コアカリ策定に携わった方々を中心とする編集委員会を分野ごとに立ち上げ，改訂コアカリの趣旨を普及することを目的に，"新スタンダード薬学シリーズ"の編集を計画しました．

　また今回，医・歯・薬の各学部教育モデル・コア・カリキュラムの内容の一部が「多様な場や人をつなぎ活躍できる医療人育成」のキャッチフレーズのもとで共通化されました．薬学の改訂コアカリにおいては，新たな「薬剤師として求められる基本的な資質・能力」（左ページ）が生涯にわたってのものとして提示され，従来の GIO/SBO を廃止して学修成果基盤型の学修枠組みを目指した形となり，また将来の薬剤師に必要な，総合的に患者を見る姿勢や個別最適化医療の提供，地域包括医療での多職種連携，情報科学技術を活かす能力，課題の発見と解決を科学的に探究する姿勢などの醸成が一層に求められるようになりました．本シリーズはこのような新たな取組みに対応し，医療人としての薬剤師養成教育に資する新たな教科書です．

　本シリーズの企画にあたっては，縦軸を「社会に貢献する薬剤師の多彩な職業分野（予防，医療，介護，福祉）の理解」，横軸を「薬剤師につながる基礎薬学，臨床薬学等の諸科目の理解」として，相互に密接な関係があることがわかることを目標としました．特に第 1 巻 "モデル・コア・カリキュラムで学ぶ薬学" では，改訂コアカリで学ぶ趣旨と学びを活かす方法について，また社会に貢献する薬剤師の業務・実践能力と大学で学ぶ薬学の学問領域や主体的学修の繋がりなどについて，多くの事例をもとに説明し，シリーズの柱としてまた振り返りにも役立つよう編集しました．第 2 巻以降の専門科目は，専門知識を臨床に繋げて統合的に利用できる能力を育てることを目標に，学修成果基盤型学修内容のエッセンスを提供しています．各巻は改訂コアカリの各項目を参考に組立て，部や章の冒頭に "他領域・項目とのつながり" マップおよび "ねらい"，"学修目標" を示しました．さらに基礎知識と臨床の繋がりを意識しながら学ぶことで臨床に関わる実践的能力を身につけられるよう，随所に各科目間のつながりを示しました．医薬品の安全性・有効性・適性使用や個別最適化の薬物治療をはじめ，薬剤師に必要とされる広範な知識を，ストーリー性のあるわかりやすい記述で伝えることを心がけています．

　"新スタンダード薬学シリーズ" が将来薬剤師を目指す学生の道標となり，薬剤師としての能力を生涯にわたって高め続ける知識，技能，態度を身につける一助となることを編集委員一同願っています．

　2024 年 3 月

市 川　厚・井上圭三・本 間　浩

新スタンダード薬学シリーズ　編集委員会

薬学部に入学した皆さんへ
─ 6 年制薬学部での学び ─

　6 年制薬学教育の目的は，法律（学校教育法 87 条第 2 項）で次のように規定されています．『医学を履修する課程，歯学を履修する課程，薬学を履修する課程のうち臨床に係る実践的な能力を培うことを主たる目的とするものについては，その修業年限は六年とする』

　令和 4 年度に改訂され，令和 6 年度入学生から適用される薬学教育モデル・コア・カリキュラム（以下コアカリ）が，医学，歯学と歩調を合わせて改訂されたことを考えると，薬学部も本腰を入れて"臨床に係る実践的な能力を培うことを主たる目的"とする教育を行う時代が来たことになります．

　コアカリは，各大学が策定するカリキュラムのうち，6 年制薬学部教育において"コア（中心）"となる部分を，各大学の学習時間数の 7 割を目安に提示したものです．

　六つの大項目，その下に中項目，さらに小項目から成り立ち，達成度の目安となる学修目標が項目ごとに設定されています．この学修目標は，ただ覚えて答案用紙に記載することが目的ではなく，学んだ知識・技能を活かして実際の現場で課題を見つけ，解決のために使えることを目指すものです．

　本書の構成は大きく第 I 部～第 III 部の三つの部に分かれています．

　まず，第 I 部"私たちはどのようにして大学で薬学を学ぶのか"　第 1 章"大学における学修とは"では，入学してから 6 年間を，どのような意識をもって学び，自らの学力を向上させるのかを，皆さんの目線に合わせて解説しました．薬系大学のカリキュラムは，コアカリで規定された"学修成果基盤型教育"を基本骨格として作成されています．卒業時に達成すべき学修成果は，生涯にわたって求められる薬剤師としての資質，能力につなげるための生涯学修の入口と言っても良いでしょう．本章では，学修成果基盤型教育とはどのようなものか，資質・能力（コンピテンシー），学修成果（アウトカム）とは何か，各大学で設定されている卒業認定・学位授与の方針（ディプロマ・ポリシー），教育課程編成・実施の方針（カリキュラム・ポリシー），入学者受入れの方針（アドミッション・ポリシー）の意義と学修成果，資質・能力との関係，各教科に設定されている授業計画書（シラバス）の意味と活用方法など，大学で学ぶためにぜひ知っておいてほしい内容を解説しました．大学生活 6 年間の羅針盤としてください．

　第 II 部"私たちは 6 年間，どのようなつながりを感じながら大学で学ぶのか"は第 2 章～第 4 章の三つの章から構成されます．

　第 2 章"患者を担当するということ：個別化医療の実践"では，薬剤師が誰しも経験する基本的な症例を用いて，薬学部卒業時に薬剤師として患者に対応するために求められる必要最小限の学力を身につけられるよう，コアカリの各項目とのつながりを意識して解説しました．基本的とはいえ，個々の患者さんを対象とした薬物治療（個別化薬物治療）を実症例で説明しているので，低学年ですべての内容を理解するのは難しいかもしれません．しかし，学年の進行とともに，多くの教科，領域とつながっていくことで，個別化薬物治療を実践するための学力は必ず深まると思います．言い換えれば，早い時期から薬物治療の実践を統合的に考える習慣を身につけることが大切であることをお伝えしたいのです．本章で，それぞれの症例からその患者が抱えている課題を見つける姿勢や，患者，生

活者の背景を受け入れ，治療や予防に活かすという感覚を意識して身につけ，習慣化することを学んでほしいと思います．

第3章 "今，活躍している薬剤師" では，現場で主体的に働く薬剤師の活動分野を紹介し，卒業生が実際の社会でどのような活躍をしているか，先進的な例もいくつかあげて紹介しました．学生時代から，今活躍している先輩の姿を知り，自分の将来を主体的に考えるうえでの参考となれば幸いです．

第4章 "20年後の社会に向けて" では，医，歯，薬学部のコアカリの共通のキャッチフレーズである "医学，歯学，薬学の分野が近未来の社会にどのように関わってゆくことになるか" を，現時点で予想される範囲内で推察しています．薬系大学卒業生としてこれからの多様性の時代を生き抜くためにも，夢のある理想，将来像を常に頭に描きながら学んでほしいというのが執筆者の願いです．今後，薬系大学卒業生として本格的に活躍する時に，どのようなことを身につけていかなければならないかを，常に意識して臨んでほしいと願っています．

第Ⅲ部 "主体性をもった深い学びの実現のために" は第5章，第6章の二つの章から構成され，入学してからの6年間，主体的に目的をもって学修するための方法をいくつか紹介します．第5章 "大学での課題発見能力と解決能力の醸成：高校からの学びをつなぎ，大学に活かす" では，低学年から主体的な学びを習慣づけるため，どのような意識をもって教材を有効に活用して，課題の発見と解決能力を育んでゆくかを，事例と共に提示しました．この章の目的は学修者自身が独自に積極的に課題の設定を行い，筋道立てて解決に導くという姿勢の醸成です．

第6章 "臨床現場での学修をより効果的に行うための大学での学び" では，コアカリの "F 臨床薬学" の一連の流れを，3段階に分けて説明しています．

① "臨床における実務実習" に備え，予め大学で仮想患者（ペーパーペイシェント）などを利用して行う個別化薬物治療への総合的な取組み
② 臨床現場で真の医療に参加，体験する "臨床現場における実務実習"
③ 臨床現場で経験した個々の多様な現場から "個別化医療" の実態を共有，理解し，一般化したうえで深化する過程

高学年で行う学修を早い時期から認識して準備することは，6年間の学修生活の充実につながるだけでなく，卒業後に出会うさまざまな状況に対して，主体的に課題を探し，目標を設定し，大学で学んだことだけでなく，新たな知識，技能を積極的に求め，それらを修得，駆使して解決につなげるために必要なことです．このような習慣は，卒業してから身につけるのではなく，低学年から訓練しておきたいものです．

本書は，1年生から読んでもらうことを想定していますが，必ずしも章の順に読む必要はありません．臨床的な個別化薬物治療に強い興味があれば，症例とカリキュラムとのつながりを提示した第2章から読み始めても良いかもしれません．また，高等学校と大学の教育の違いを理解したうえで大学教育に臨みたいという観点であれば，第1章から読み始める，さらに主体的な深い学びを少しでも早く修得するためのヒントを身につけたいという場合は，第5章から読み始めることもできます．

医療系の大学教育では，専門性の高い学力を身につけることはあくまで手段であり，そ

れらの高い専門性を駆使して，社会における予防，医療，福祉，介護の向上に寄与する人材の養成を目指しています.

　国民が，人類が，幸せに生活して行ける社会を築くため，薬学を学ぶ同じ仲間として努めていくよう編集委員一同願っています.

　2024 年 10 月

編集委員一同

第1巻　モデル・コア・カリキュラムで学ぶ薬学

編　集　委　員

大　津　史　子　　名城大学薬学部 教授，博士(薬学)

亀　井　美和子　　帝京平成大学薬学部 教授，博士(薬学)

小　佐　野　博　史　　帝京大学名誉教授，薬学博士

鈴　木　　　匡*　　名古屋市立大学名誉教授，薬学博士

平　井　み　ど　り**　　神戸大学名誉教授，医学博士

平　田　收　正　　和歌山県立医科大学薬学部 教授，大阪大学名誉教授，薬学博士

(＊ 編集責任，＊＊ アドバイザー)

執　筆　者

荒　川　直　子　　ノッティンガム大学薬学部 准教授，Ph.D [§4・3]

今　井　志　乃　ぶ　　昭和大学薬学部 教授，博士(医学) [§4・4]

大　津　史　子　　名城大学薬学部 教授，博士(薬学) [§6・1]

大　山　　　要　　長崎大学病院薬剤部 教授，博士(薬学) [§6・2，§6・3]

岡　田　　　浩　　和歌山県立医科大学薬学部 教授，博士(社会健康医学) [3章]

亀　井　美和子　　帝京平成大学薬学部 教授，博士(薬学) [§4・1]

川　澄　賢　司　　国立がん研究センター東病院薬剤部 外来化学療法主任，博士(薬学) [3章]

川　名　三　知　代　　ココカラファイン薬局砧店 管理薬剤師，博士(薬学) [3章]

工　藤　知　也　　株式会社カケハシ マネージャー，博士(医学) [§4・2]

黒　﨑　友　亮　　長崎大学大学院医歯薬学総合研究科 助教，博士(薬学) [§6・2，§6・3]

小　佐　野　博　史　　帝京大学名誉教授，薬学博士 [2章，§4・1，5章]

雑　賀　匡　史　　さいが薬局 代表社員，修士(薬学) [3章]

篠　原　久　仁　子　　株式会社恵比寿ファーマシー 代表取締役，博士(薬学) [3章]

鈴　木　　　匡　　名古屋市立大学名誉教授，薬学博士 [§4・1，6章]

中　尾　　　豊　　株式会社カケハシ 代表取締役社長，修士(経営学) [§4・2]

中　嶋　幹　郎　　長崎大学大学院医歯薬学総合研究科 教授，博士(薬学) [§6・2，§6・3]

橋　詰　淳　哉　　長崎大学病院薬剤部 薬品情報室長，博士(薬学) [§6・2，§6・3]

平　田　收　正　　和歌山県立医科大学薬学部 教授，大阪大学名誉教授，薬学博士 [1章]

藤　田　知　子　　元日本薬剤師会一般用医薬品等委員会 委員 [3章]

溝　神　文　博　　国立長寿医療研究センター薬剤部 高齢者薬学教育研修室 室長，博士(薬学) [3章]

宮　元　敬　天　　長崎大学大学院医歯薬学総合研究科 助教，博士(薬学) [§6・2，§6・3]

(五十音順，[ ] 執筆担当箇所)

目　　　次

第1巻　モデル・コア・カリキュラムで学ぶ薬学

第Ⅲ部　主体性をもった深い学びの実現のために

コアカリの構成と本シリーズ各巻の対応

本シリーズは薬学教育モデル・コア・カリキュラム（令和4年度改訂版，以下コアカリ）に準拠して組立てられています．コアカリの理念とその活用については第1章 §1・2 "薬学教育モデル・コア・カリキュラムに基づいた薬学教育" をご覧ください．

以下にコアカリの大項目（Bなど），中項目（B-2など），小項目（B-2-1など）の一覧と，本シリーズとの対応を示します．コアカリ大項目の相互の関連については図1・1（p.7）を参照ください．

A 全巻の本扉裏に収載
A 薬剤師として求められる基本的な資質・能力

B 第2巻 社会と薬学
B 社会と薬学
B-1 薬剤師の責務（B-1-1 薬剤師に求められる倫理観とプロフェッショナリズム／B-1-2 患者中心の医療／B-1-3 薬剤師の社会的使命と法的責任）
B-2 薬剤師に求められる社会性（B-2-1 対人援助のためのコミュニケーション／B-2-2 多職種連携）
B-3 社会・地域における薬剤師の活動（B-3-1 地域の保健・医療／B-3-2 医療・介護・福祉の制度／B-3-3 医療資源の有効利用）
B-4 医薬品等の規制（B-4-1 医薬品開発を取り巻く環境／B-4-2 医薬品等の品質，有効性及び安全性の確保と薬害の防止／B-4-3 医薬品等の供給／B-4-4 特別な管理を要する医薬品等）
B-5 情報・科学技術の活用（B-5-1 保健医療統計／B-5-2 デジタル技術・データサイエンス／B-5-3 アウトカムの可視化）
B-5の基礎 ⇒ 第6巻 薬学情報科学

C 第3巻 基礎薬学
C-1 第3巻 基礎薬学 Ⅰ．物理化学
C-1 化学物質の物理化学的性質（C-1-1 化学結合と化学物質・生体高分子間相互作用／C-1-2 電磁波，放射線／C-1-3 エネルギーと熱力学／C-1-4 反応速度）

C-2 第3巻 基礎薬学 Ⅱ．分析化学
C-2 医薬品及び化学物質の分析法と医療現場における分析法（C-2-1 分析方法の基礎／C-2-2 溶液の化学平衡と容量分析法／C-2-3 定性分析，日本薬局方試験法）

C-2 第3巻 基礎薬学 Ⅲ．機器分析
C-2 医薬品及び化学物質の分析法と医療現場における分析法（C-2-4 電磁波を用いる分析法／C-2-5 有機化合物の特性に基づく構造解析—原理—／C-2-6 分離分析法／C-2-7 医療現場における分析法／C-2-8 生体に用いる分析技術・医療機器）

C-3 第3巻 基礎薬学 Ⅳ．有機化学
C-3 薬学の中の有機化学（C-3-1 物質の基本的性質／C-3-2 有機化合物の立体化学／C-3-3 有機化合物の基本構造と反応性／C-3-4 有機化合物の特性に基づく構造解析／C-3-5 無機化合物・錯体）

C-4 第3巻 基礎薬学 Ⅴ．医薬品化学
C-4 薬学の中の医薬品化学（C-4-1 医薬品に含まれる官能基の特性／C-4-2 生体分子とその反応／C-4-3 医薬品のコンポーネント／C-4-4 標的分子に基づく医薬品の分類／C-4-5 代表的疾患の治療薬とその作用機序）

C-5 D-2-19 第3巻 基礎薬学 Ⅵ．生薬学・天然物化学・漢方療法
C-5 薬学の中の生薬学・天然物（C-5-1 生薬学・天然物化学の基礎／C-5-2 天然由来医薬品各論）
D-2 薬物治療につながる薬理・病態（D-2-19 漢方療法）

C-6（C-6-3を除く）第3巻 基礎薬学 Ⅶ．生命科学
C-6 生命現象の基礎（C-6-1 生命の最小単位としての細胞／C-6-2 生命情報を担う遺伝子／C-6-4 生命活動を担うタンパク質／C-6-5 生体エネルギーと代謝／C-6-6 細胞内情報伝達及び細胞間コミュニケーション／C-6-7 細胞周期と細胞死）
C-6-3 ⇒ 第3巻 基礎薬学 Ⅷ．微生物学・免疫学

C-6-3 C-7-9 第3巻 基礎薬学 Ⅷ．微生物学・免疫学
C-6 生命現象の基礎（C-6-3 微生物の分類，構造，生活環）
C-7 人体の構造と機能及びその調節（C-7-9 リンパ系と免疫）

C-7 第3巻 基礎薬学 Ⅸ．解剖生理学
C-7 人体の構造と機能及びその調節（C-7-1 器官系概論／C-7-2 神経系／C-7-3 内分泌系／C-7-4

第 I 部

私たちはどのようにして
大学で薬学を学ぶのか

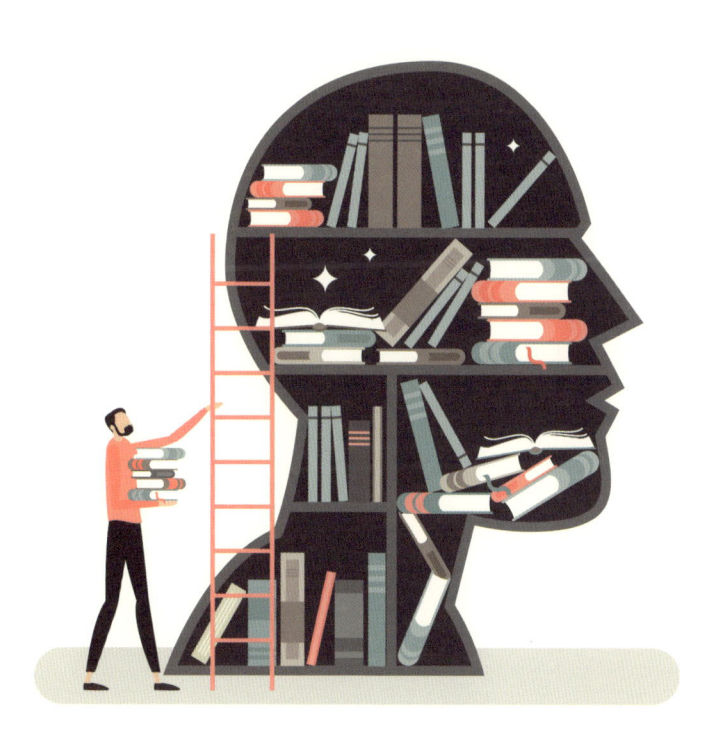

第1章 大学における学修とは

　　　第1章では，大学におけるカリキュラムに沿った学修について，考えてみたいと思います.

1・1　大学における学びとは

1・1・1　大学における"学生"の学び，"学修"

学 修

　　　この新スタンダード薬学シリーズの教科書はおもに薬学部の学生さんが使われると思いますが，まずは薬学部に限らず，大学における学び，すなわち**"学修"**の在り方から考えてみます.

* 日本の教育制度では，初等教育は小学校，中等教育は中学校および高等学校での教育，高等教育は大学などで中等教育の修了者が受ける教育と位置づけられています.

　　　ちなみに，高校までは学ぶことについて，おもに"学習"を使っていたと思いますが，学習は中等教育*までの学びに用いられます.　一方，高等教育機関である大学での学びについては一般的に"学修"を使うので，本章では特に断りがない場合は，学修を使うことにします.　この"がくしゅう"については，単に高校までの学びか，大学での学びかという区別だけではなく，言葉の意味として，学習とは「習い学ぶこと」，学修は「学び修めること，学んで身につけること」，という違いがあります.　読んで字のごとくですが，学習は習うことが学ぶことであり，学修は学び，自ら考え，そして修めること，といえます.　学習と学修が違うように，中学校や高校では学ぶ人を"生徒"，大学では"学生"とよびます.　生徒は学校で教育を受ける者，学生は学業を修める者という解釈ができるので，受動的である生徒から，能動的な学修者である学生に成長していくといえます.　もちろん教科書は小学校から高校，大学まで使いますが，学ぶ内容や姿勢が違う学習と学修，生徒と学生では，教科書の使い方も違ってくるのではないでしょうか.　このあたりが，この第1章の主題ともいえるところです.

　　　それでは次に，薬学部における学修を進めるために必要なカリキュラムについて考えてみましょう.

1・1・2　カリキュラムとは

カリキュラム

　　　カリキュラムは，大学だけではなく，小学校から高校の教育でも使われるので，少なくともこれまでにこの言葉を耳にしたことはあるのではないでしょうか.

　　　辞書を引くと，カリキュラムとは，おおよそ「教育機関が教育目的を達成するために，教育内容と学習活動を計画的，体系的に編成したもの」という説明になります.　日本語では一般的に教育課程とよばれますが，ここではカリキュラムは教育課程よりも広い意味として，"教育・学修"の目的やその内容だけではなく，これらを実践する教育活動・学修活動の在り方まで示すガイドラインと捉えて説明します.　ここで教育・学修としたのは，少なくとも大学においては，教育とは教えること，つまり大学・教員が行う教育，学修とは学ぶこと，つまり学生が学修することをさすとすると，カリキュラムは大学・教員と学生が共有するものであるということからです.　大学教育では，この大学・教員と学生がカリキュラムの共有，つまり双方の合意のもとにカリキュラムがつくられ，カリキュラムに沿った教育と学修が行われることになります.

　それでは，カリキュラムはどのように成り立っているのでしょうか．ここでは，カリキュラムの3要素とよばれる“**目標**”，“**評価**”，“**方略**”について考えてみたいと思います．カリキュラムの中でこれらの3要素をどのような言葉で表現するかについては，それぞれの学問分野や大学，学部によって異なることもあるかもしれませんが，カリキュラムにおける目標，評価，方略の意義と内容は以下のようになります．

目　標
評　価
方　略

　まずカリキュラムにおける目標については，各大学が掲げる“教育目標”に沿って，当該学部のカリキュラムを構成する学問領域，さらにはこれらの領域に属する科目あるいは科目群における学修の到達目標が示され，次に評価として，この目標に対する到達度を測定するための評価基準と方法が設定されます．そして方略では，目標と評価に照らして，到達目標に向けて学び，その到達度を評価する教育・学修のプロセスについて，いつ，何を，どこで，誰との関わり・誰の支援によって，何を用いて，どのように行うかなどを示します．目標や評価に比べて，方略という言葉はあまりなじみがないかもしれませんし，“学修方法”とされる場合も多いと思いますが，学修方法だけではなく教育・学修に関わる人的な資源（誰との関わり・誰の支援によって）や物的な資源（どこで，何を用いて）まで考えれば，“学修環境”といった方がわかりやすいと思います．したがって，大学・教員と学生は，カリキュラムの3要素である目標，評価，学修環境について共有し，相互の合意のもとで教育・学修を進めることになります．当然，同じ学部であっても，大学によって“教育の理念”や“教育目標”は異なるので，これらを基盤とした教育・学修のガイドラインとしてのカリキュラムの3要素も大学の特徴や個性が反映されたものになります．多様なニーズをもった受験生は，このなかから自ら合意できるカリキュラム，ひいては大学，学部を選ぶことになります．

　それでは次に，薬学部での教育・学修について，カリキュラムの視点から考えてみましょう．

1・2　薬学教育モデル・コア・カリキュラムに基づいた薬学教育

1・2・1　薬学教育モデル・コア・カリキュラム

　薬学生の学修の基軸となるのは，“**薬学教育モデル・コア・カリキュラム**”（コアカリ）です．コアカリには，6年制薬学部における学修内容が記載されているだけではなく，薬学教育の在り方や学修の進め方についての指針が示されています．したがって，薬学生の皆さんがこういった薬学教育の在り方や指針について十分に理解して学修に取組むことにより，着実に学修効果をあげて，薬学を修め，自らが志向した資質や能力を身につけることができるようになります．

薬学教育モデル・コア・カリキュラム

　モデル・コア・カリキュラムとは，薬学教育に限らず「その学部や学問分野をもつ全大学で共通して取組むべきコアの部分を抽出し，モデルとして体系的に整理したもの」とされており，医療系学部では，薬学部だけでなく，医学部，歯学

部，看護学部でも作成されています．そこで，各大学はコアカリに沿ったカリキュラムを独自に設定することになりますが，個々の大学の教育理念や教育目標などに基づいた教育・学修を尊重しながらも，学修内容はもとより，コアカリの基盤となる教育システムについて，自大学のカリキュラム，ひいては教育課程に反映させることが重要となります．6年制薬学教育が2006年（平成18年）に開始された当初のコアカリは，2013年度（平成25年度）に改訂が行われ，2015年度入学生から適用されています．2022年度（令和4年度）には2回目の改訂が行われ，2024年度入学生から適用されました．

1・2・2　薬学教育モデル・コア・カリキュラム 令和4年度改訂版 における学修

令和4年度改訂のコアカリには，学修成果基盤型教育の新展開として，「"薬剤師として求められる基本的な資質・能力"（表1・1）を生涯にわたって研鑽し獲得するため，6年制薬学教育で卒業時までに学ぶ基礎薬学，医療薬学，衛生薬学，

表1・1　"**A. 薬剤師として求められる基本的な資質・能力**"[a]

1	プロフェッショナリズム	豊かな人間性と生命の尊厳に関する深い認識をもち，薬剤師としての人の健康の維持・増進に貢献する使命感と責任感，患者・生活者の権利を尊重して利益を守る倫理観を持ち，医薬品等による健康被害（薬害，医療事故，重篤な副作用等）を発生させることがないよう最善の努力を重ね，利他的な態度で生活と命を最優先する医療・福祉・公衆衛生を実現する．
2	総合的に患者・生活者をみる姿勢	患者・生活者の身体的，心理的，社会的背景などを把握し，全人的，総合的に捉えて，質の高い医療・福祉・公衆衛生を実現する．
3	生涯にわたって共に学ぶ姿勢	医療・福祉・公衆衛生を担う薬剤師として，自己及び他者と共に研鑽し教えあいながら，自ら到達すべき目標を定め，生涯にわたって学び続ける．
4	科学的探究	薬学的視点から，医療・福祉・公衆衛生における課題を的確に見出し，その解決に向けた科学的思考を身に付けながら，学術・研究活動を適切に計画・実践し薬学の発展に貢献する．
5	専門知識に基づいた問題解決能力	医薬品や他の化学物質の生命や環境への関わりを専門的な観点で把握し，適切な科学的判断ができるよう，薬学的知識と技能を修得し，これらを多様かつ高度な医療・福祉・公衆衛生に向けて活用する．
6	情報・科学技術を活かす能力	社会における高度先端技術に関心を持ち，薬剤師としての専門性を活かし，情報・科学技術に関する倫理・法律・制度・規範を遵守して疫学，人工知能やビッグデータ等に係る技術を積極的に利活用する．
7	薬物治療の実践的能力	薬物治療を主体的に計画・実施・評価し，的確な医薬品の供給，状況に応じた調剤，服薬指導，患者中心の処方提案等の薬学的管理を実践する．
8	コミュニケーション能力	患者・生活者，医療者と共感的で良好なコミュニケーションをとり，的確で円滑な情報の共有，交換を通してその意思決定を支援する．
9	多職種連携能力	多職種連携を構成する全ての人々の役割を理解し，お互いに対等な関係性を築きながら，患者・生活者中心の質の高い医療・福祉・公衆衛生を実践する．
10	社会における医療の役割の理解	地域社会から国際社会にわたる広い視野に立ち，未病・予防，治療，予後管理・看取りまで質の高い医療・福祉・公衆衛生を担う．

a) "薬学教育モデル・コア・カリキュラム 令和4年度改訂版"．

臨床薬学等の知識や技能を修め，薬剤師として社会で活躍できる能力の修得を目的に作成されている」と記されています[*1]. 本コアカリでは，基本的な資質・能力を大項目 A とし，学修目標や評価の指針が示された学問領域を大項目 B 社会と薬学，C 基礎薬学，D 医療薬学，E 衛生薬学，F 臨床薬学および G 薬学研究としており，B〜G は図 1・1 に示すように相互に関連しています.

*1 "薬学教育モデル・コア・カリキュラム 令和 4 年度改訂版"，薬学系人材養成の在り方に関する検討会（文部科学省, https://www.mext.go.jp/a_menu/01_d/08091815.htm).

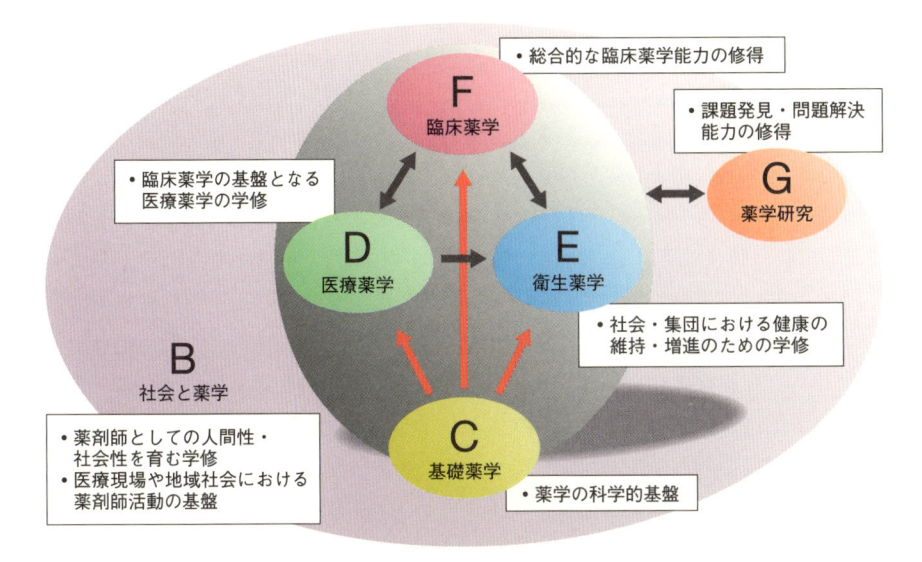

図 1・1　大項目 "B 社会と薬学"〜"G 薬学研究" の相互の関連
"薬学教育モデル・コア・カリキュラム 令和 4 年度改訂版".

　学修成果基盤型教育とは，「教育プログラムの学修終了時に到達すべき学修成果（アウトカム）を明示し，学修者がその到達に向けて主体的に学ぶことを目指す教育システム」であり，学生は卒業までにどのような学修成果が得られるかについて，自ら合意して学修を進めることになります. 一方，薬剤師として求められる基本的な資質・能力は，卒業時に到達しなければならない目標ではなく，社会や患者のニーズ，学修者のニーズによって設定された生涯にわたる研鑽によって到達を目指すものとなります. したがって，本コアカリは「薬剤師として生涯にわたって研鑽し獲得すべき資質・能力を明示した学修成果基盤型教育に基づくカリキュラム」ということができます. すなわち，改訂コアカリは，学修成果基盤型教育の新たな展開として，「薬学生が薬剤師として求められる基本的な資質・能力を見据えて，自身で合意した学修成果に到達するために，自律的に学修を進めるための指針」として位置づけられたといえます.

1・2・3　学生による自律的な学修に向けて

　学生による自律的な学修を行うことができる大学教育は，大学自らが率先して教育の質保証に取組むことを求めた "教学マネジメント指針[*2]" のなかで，"学修者本位の教育" として定義され，「学生が "何を学び，（何を考え，）身につけることができるのか" を明確にし，学修の成果を実感できる教育を行うことが必要」

*2 "教学マネジメント指針"，令和 2 年 1 月 22 日中央教育審議会大学分科会（文部科学省, https://www.mext.go.jp/b_menu/shingi/chukyo/chukyo0/toushin/1411360_00001.html).

とされています．すなわち，自律的な学修とは「学生自身が目標を明確に意識しつつ主体的に学修に取組むこと，その成果を自ら適切に評価し，さらに必要な学びに踏み出していくこと」になります．学生自らが大学と合意した学修成果というのは，先に示した高校までの学習という学び方では得ることは難しいかもしれません．一方，自律的な学修では学生自身が目標を明確に意識しつつ主体的に学修に取組むことが求められているので，それによって得られるべき学修成果は学生自らが合意したものになります．すなわち，学生は大学が設定した学修成果を十分に理解して合意し，その到達に向けて自らの目標を設定し，教育課程の進行に伴って得られる成果を自己評価し，適宜，目標や学修環境を修正しながら学修成果への到達を目指すことになります．

AI: artificial intelligence

前述の教学マネジメント指針では，個々人がその可能性を最大限に活かし，AI（人工知能）時代やグローバル時代を生きていく能力を獲得するために，供給者（大学，教員）目線から学修者目線への**パラダイムシフト**による学修者本位の教育が求められています．すなわち，既存の教育システムを前提とした供給者目線を脱却し，高等教育を「多様な価値観をもつ多様な人材が集まることにより新たな価値が創造される場」として，学生が必要な資質・能力を身につける観点から最適化を図る学修者目線で教育を捉え直す，という根本的かつ包括的な変化による学修者本位の教育の実現です．教学マネジメント指針に基づいた教育は，薬系大学だけではなく，大学全体に求められていますが，特に薬学では令和4年度改訂コアカリにおいて，このような学修者本位の教育を強く志向しているといえます．

パラダイムシフト: その時代に当然と考えられていた物の見方や考え方が劇的に変化することをいう．この場合，教育プログラムの根本的かつ包括的な変化のことを示す．

1・2・4　学生による自律的な学修とは

カリキュラムはもともとラテン語で"走る"という意味もあるようなので，カリキュラムに沿った学生による自律的な学修はマラソンにたとえた方がわかりやすいのかもしれませんが，ここでは山登りにたとえて説明してみたいと思います．

登山者は，到達すべき山の頂上の位置や高さをしっかり見極めて，自分の意思で登ることを決めます．この際登山者は，登頂に成功することによって目にすることができる眺望の素晴らしさや得られる達成感，そしてその充実した成功体験を自らの成長につなげるための行動の変化（行動変容）を期待するでしょう．す

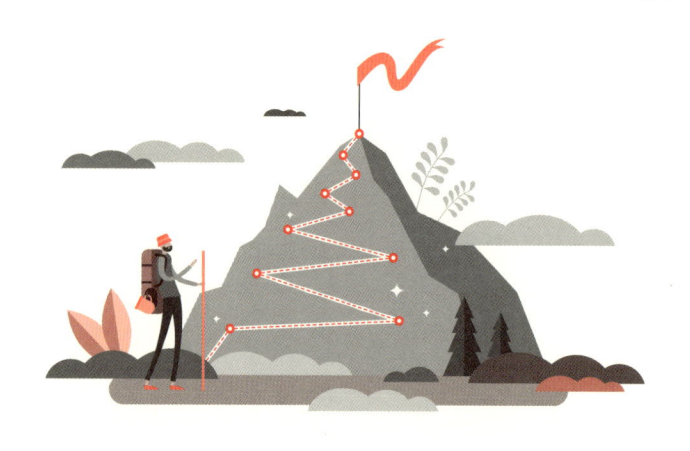

なわち，このような目標を設定し，自らの意思表示という意味で，この目標を目指すことに自ら合意します．そして，登頂に向けて，頂上をしっかり見据えて，登山ルートを設定し，中継基地あるいは休憩場所を設けて，食料や服装，登山道具などの必要な装備を整えます．これが登山計画の作成です．誰かが登ったことがある山かもしれませんが，あくまでそのときの自分自身の登山の経験や能力，

パッションや体調に合った，その時点での最適でオリジナルな登山計画を作成するはずです．登山を始めて，たとえば中継基地や休憩場所にたどり着いた時点で，計画どおりに登ることができているかについて，かかった時間や自らの体力・体調，装備の具合などのチェックによって的確に判断します．天候や登山ルートの状態の確認も重要です．これに加えて，途中で遭遇したトラブルの原因とその回避方法を反すうして，今後のトラブルに対する対策を立てます．場合によっては，これらを総合的に考慮して登山計画の見直しを行うかもしれません．あるいはより強い達成感，成功体験を得るために，計画していたルートとは別のルート，地図にもガイドブックにも示されていない新たなルートに挑戦するかもしれません．こうして，登山者は中継基地や休憩場所を出発して，頂上を目指して登山を継続します．

　先に示したように，学修者本位の教育において，学生は「学生自身が目標を明確に意識しつつ主体的に学修に取組むこと，その成果を自ら適切に評価し，さらに必要な学びに踏み出していく」という自律的な学修を実践します．すなわち，登山においては登山者自らが目標を設定して，その到達のための適切な"登山計画"を立てて登山を開始することが，自律的な学修において「学生自身が目標を明確に意識しつつ主体的に学修に取組むこと」にあたります．また，登山計画の通りに登山できているかどうかをチェック・判断し，登山計画の変更を含めた対策を講じてさらに登山を継続することが，「その成果を自ら適切に評価し，さらに必要な学びに踏み出していく」ことにあたります．登山者によっては，この登頂の成功を最終的なゴールとはせず，その経験を生かして新たな山，より険しい山，場合によっては未登頂の山を次の目標として目指すのもしれません．そうであれば，今回の登山の達成によって得た経験を評価・検証し，新たな挑戦に生かすことが，「その成果を自ら適切に評価し，さらに必要な学びに踏み出していく」ことになるのでしょう．

　薬学生であれば，大学を選ぶときに，その薬学部が目指す教育研究上の目的や，卒業して薬学士の学位を授与されるためにどのような資質・能力を修得が必要か，言い換えれば薬学部における学修によって何が修得できるのか，つまり学修成果（山頂への到達と山頂からの景色・達成感）を示した"卒業認定・学位授与の指針*"（ディプロマ・ポリシーといいます）を理解してそれに合意して入学します．それでは，登山にたとえたとき，学修に使う教科書はどのような位置づけでしょうか．それは，先に示したように，頂上からの眺望の写真から始まり，先人が極めた登山ルートが示され，モデルとなる登山計画が提案されている"登山ガイドブック"にあたるかもしれません．あるいは，登山を成功するために必要な事項について解説した"登山マニュアル"かもしれません．経験豊かな登山者にとっては，教科書は精巧な"地図"であり，これのみを携えた挑戦に意義を見いだすかもしれません．

　薬学における学修者本位の教育，学生による自律的な学修のために，教科書をどのように使うかについて触れる前に，令和4年度改訂コアカリについてもう少し詳しく見ていきたいと思います．

---

* 学校教育法施行規則により，大学は以下の三つの方針を策定することが義務づけられている．
- 卒業認定・学位授与の方針（ディプロマ・ポリシー）
- 教育課程編成・実施の方針（カリキュラム・ポリシー）
- 入学者受入れの方針（アドミッション・ポリシー）

1・3　自律的な学修における概念的理解の重要性

1・3・1　概念的理解のすすめ

　令和4年度改訂コアカリでは，“概念”という言葉が多く使われています．ここでは，学修者本位の教育，自律的な学修における“概念的理解”，そして概念的理解を進めることによる自律的な学修の定着，ひいては学修成果基盤型教育の実現について考えてみたいと思います．

　改訂コアカリに示されている概念という言葉については，学修における概念を的確に示すものばかりではないかもしれませんが，特にコアカリに示されている学修目標については，“概念化”として，「個別の知識や技能を概念的に把握し体系化して理解すること，知識や技能を活用して判断し行動することを示したものである」とされています．概念を辞書で引くとそれぞれ微妙に違った説明がなされていますが，改訂コアカリでは概念について「理解している物事に共通している特徴」との注釈がついています．概念は教育や学修だけに使われる言葉ではありませんが，少なくとも学修においては概要といった言葉に通じる“大まかな”といった解釈はなじまないように思います．もちろん，概念として理解するのは学修者，すなわち薬学生ですが，それでも何をどのように理解すればよいのか，すなわち概念ということばの意味は理解できても，学修におけるその“機能”についてはわかりにくいかもしれません．そこで，ここでは“個別の知識や技能”を高校までに学習した知識・技能から引き継いだ，学生が“科学的事実として認識する知識・個別にできる技能”として，これに基づいた概念的理解について考えてみたいと思います．

　薬学の場合，まず学生が教科書から学べることとして，科学的な事実として認識する知識と個別の技能があります．たとえば有機化学，生化学，薬理学といった薬学における学問領域におけるこういった知識と技能について，一例を示します．

　生体内で，物質Aと物質Bが反応して物質Cと物質Dができる酵素反応については，

$$A + B \overset{酵素}{\rightleftharpoons} C + D$$

という反応を酵素Eが触媒すると表すことができる．この反応の平衡定数はK_aであり，反応速度は温度とpHの影響を受ける…などなど．たとえば生化学の授業では，この反応の生理的意義や，生体内のどこで起こるのか，さらに重要な生体反応であれば，物質A～Dの物性や生体内での機能や動態，酵素Eの特性などについても学び，これらの多くが教科書の記載から理解できる．また，この反応を実際に生物系の実習で行ってみると，それぞれの物質の物性や最適な反応条件を調べる方法や，呈色反応や吸光度の分析によって酵素反応の反応速度を求める方法を学ぶことができる．この反応の生成物であるDが抗菌活性をもつ優れた抗生物質であれば，感染症や病原微生物に関する授業では，その作用機序とどのような感染症の治療に有効であるかを学び，実習では特定の細菌に対する抗菌活性の強さや代表的な作用機序を調べる方法を学ぶ．また，

> Dが降圧薬のように特定の疾患に対する薬理活性をもっていれば，薬理学の授業ではその作用機序や副作用について学び，実習ではモデルとなる動物細胞や実験動物を用いたDの効果や毒性，動態などを調べる方法を学ぶ．また実習では，抗菌活性や薬理活性を自分で確かめることができる．

　このような知識や技能は，教科書からだけではなく，他の専門書やインターネットなどで検索した情報から学ぶことができます．ただ，理解の深さを考えると，多くの知識や技能を学んだとしても，あるいは先の反応と同じように多くの生体内での酵素反応を学んだとしても，深い理解といえるでしょうか．深い理解とは，こういった教科書や専門書，インターネット検索によって得た知識や技能を網羅的あるいは無関係に記憶しようとするものではありません．深い理解とは，これらの知識や技能の差異は切捨て，何らかの共通性を取出して一つのものとしてくくり出して捉えた内容，すなわち概念によって一般化し，さらにそれらを相互に体系化することによって得られるものではないでしょうか．このような深い理解につながる理解を"概念的理解"といい，これによって多様な知識や技能を整理・体系化すれば，これを他の事象へ応用すること，すなわち"転移"させることができるようになるといわれています．

　たとえば，酵素反応はさまざまな生命現象を担い，また薬学的には病態に関わり，さらに医薬品の効果や動態に関わる生体反応といえます．一方，酵素は化学反応を担う生体触媒であり，有機化学で学ぶ物質の分子レベルでの三次元的な化学構造やそれらの分子運動，さらには分子内での電子密度や化学エネルギーの変化に関する知識や技能を統合することよって，$A + B \rightleftharpoons C + D$ の反応における酵素がもつ基質特異性（特定の物質構造を認識しその物質のみ反応が起こる）や反応特異性（酸化還元など，特定の反応のみを触媒する）について，それぞれの分子の動きや反応の進行をコンピューターグラフィックの三次元的な画像のように頭の中でイメージできると思います．そこで，それぞれの濃度や，温度，pH を変化させるとどうなるでしょうか．あるいは基質と競合して酵素反応を阻害する物質Iを加えたらどうなるでしょうか．こういった場合，この反応の反応速度はどのように変化するでしょうか．基質特異性と反応特異性は変化するでしょうか．おそらくは．先の酵素反応に関する分子運動や分子間の相互作用の三次元的なイメージを描くことができれば，これらの因子の酵素の活性や特異性に対する影響は推測できるはずです．このように酵素反応に係る知識・技能を概念によって一般化することによって，深い理解を得ることができるのではないでしょうか．ここでいえることは，描いた酵素反応の三次元的なイメージは個々，それぞれによって異なるでしょうし，そしてそれは自らの努力でさらに精緻に，実際の生体内での反応に近いものに深めることができます．さらに，他者から提供される情報や支援によっても理解を深めることができるでしょう．

　なお，転移については本書の §1・3・2 でも詳しく説明されています．

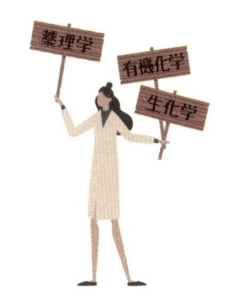

1・3・2　転移と一般化，原理の探究

　このような概念的理解が十分にできていれば，たとえば化学的な触媒を用いる有機化学反応における反応特異性についても理解でき，酵素反応と同様に三次元的にイメージできるようになり，そういった反応速度や反応特異性に影響を与える因子や，こういった因子が存在する場合の反応の変化も推測することができるようになります．一方で，酵素反応における基質と酵素の三次元的な構造や親和性を支配する要因が理解できれば，抗原と抗体や，特定の情報伝達物質とその受容体の相互作用が理解でき，さらにこれらの酵素反応以外の生体反応に対するさまざまな因子の影響を推測することができます．たとえば，感染症にかかる免疫応答としての抗原抗体反応や，血圧を下げる薬とその作用点となる薬物受容体との相互作用の分子レベルでの理解については，酵素反応の概念的な理解から転移できるものといえます．ただし，これらは基質と酵素，抗原と抗体，薬物と薬物受容体の分子レベルでの"出合い"についての理解であり，出合いの後は酵素，抗体，薬物受容体はそれぞれ機能性タンパク質として別の役割を果たすことになります．ただし，分子間の出合いに関して概念的理解ができていれば，分子レベルでその役割の共通点や違いの理解も進むでしょう．概念的理解も転移も薬学生自身が行うことであり，それぞれどのような事象に対して，どのように，どの程度転移させられるかは，個人によって異なります．薬学生の皆さんも，概念的理解を追究する学修を進めることによって，自らの前にさまざまな事象の概念的理解のネットワークが広がることがイメージできるのではないでしょうか．

　さらに，概念的理解が進み，それらのなかから共通する法則性やパターンを見いだすこと，すなわち"一般化"することができるようになれば，転移はさらに容易になります．これを理解のさらなる深化とすれば，学修は楽しく，そして的確に学修の目標へ導くプロセスになるはずです．そして，一般化が科学的な事象に関する新たな法則性の深い理解に向けば，それは"原理の探究"といえるのではないでしょうか．このような概念的理解から一般化や原理の探究へ進める能力は"概念化能力"ということができると思います．いい換えれば，自律的な学修とは，概念的理解を進め，展開する学修であり，それによって身につくのが概念化能力となります．そしてもう一つ，大学教員の立場からすると，概念化能力は"研究能力"に通ずるものと考えられます．少なくとも学生の学修の場である大学，薬学部は，科学的事実に基づいて概念的理解を進め，一般化，そして原理の探究を行う研究の場でもあり，それを実践する薬学研究はコアカリのなかでも重要な位置づけにあります（図1・1）．

1・4　カリキュラムに沿った学修の在り方と教科書の使い方

　ここでは，大学の学修における教科書の使い方について考えてみましょう．まずは，カリキュラムに沿った学修の在り方として，カリキュラムの3要素である目標，評価，方略のうち，これまでに学生による自律的な学修において，学生が自ら同意して到達を目指す学修目標と，学生自らによる学修の進行に伴う目標到

達度の評価（自己評価）について触れました．また，学修目標と評価の指針については，令和4年度改訂コアカリにも掲載されています．一方，方略はコアカリには記載されておらず，自律的な学修を進めるための"学修環境"について整理しておく必要があります．ここでは，学修環境としておもに学生による自律的な学修に有効な学修方法を取上げ，そのなかでの教科書の使い方について考えみたいと思います．

1・4・1　予習・復習のすすめ

　学生による自律的な学修においては，先に示したとおり概念的理解が重要であり，自律的な学修を進めるためには概念的理解ができるような学修環境が必要ということになります．自律的な学修なので，学修方法としてまず"自己学修"が考えられます．6年制薬学部は卒業要件単位が186単位で，これ以上取得しなければ卒業できません．この中で，文部科学省大学設置基準*1では「1単位の授業科目について，授業時間外の学修時間も含めた45時間の学修を必要とする」とされています．45時間というのは授業時間と予習および復習を合わせた時間であり，それぞれ授業時間と同等の予習と復習が必要ということになります．当然この予習・復習は自己学修が基本であり，自律的な学修として概念的理解を進める時間といえます．

　まずは復習です．授業では，基本，教科書を用いて，先に示したとおり科学的な事実として認識する知識と個別の技能を学びます．もちろん，授業のなかで概念的理解に向けた指針が示されるでしょうし，令和4年度改訂コアカリではそれを強く志向しています．ただ，授業時間中に知識や技能の学びと並行して自らの概念的理解を進めることは難しく，どうしても授業では知識と技能それ自体の解釈と記憶中心の浅い理解になってしまうことが多いでしょう．そこで，授業の後にしっかり復習の時間を取って，学んだ知識と技能ついて，薬学ではものごとをどう抽象してどんな概念で括って捉えているかを整理して体系化を図ることが重要です．個々の知識と技能は，そのまま放っておくと身につかず，忘れてしまいます．そこで，復習によりこれらに箍*2をはめるように概念的理解を進めれば，記憶にも残るし，ちょうど桶や樽ができ上がるように，使える知識と技能，さらに転移可能な概念になっていきます．この際に，教科書から得られる知識と技能をしっかり吟味すれば概念が見えてくるでしょうし，専門書やインターネット検索などでの補完により自分自身の概念的理解はさらに進むでしょう．教科書を読み込めば，こういった検索や補完を効果的に進めるためのキーワードが見つかるはずです．

　次に予習です．予習では教科書を下読みすることにより，既存の概念に照らして，授業で学ぶ新たな知識と技能につながる体系の把握や推測による概念的理解の予備的な展開も可能となるでしょう．なにより学生自身の経験則による「思い込み」が授業を受けることによって修正され，科学者などの専門家集団が共有している概念の理解につながることが期待できます．概念とは，それをすでに獲得・共有している人たちとの関わりを通して修得されるのです．

　こうして，予習・授業・復習のサイクルによって理解を深め，概念的理解を行

*1 **文部科学省大学設置基準**：大学を設置するのに必要な最低の基準をいう．大学は，この省令で定める設置基準より低下した状態にならないようにし，また教育研究活動等の不断の見直しにより，その水準の向上を図ることに努めることが求められている．

*2「箍」は，竹を割き，編んで輪にしたものなどを桶や樽などの外側にはめて締めかためるのに用いる．

反転授業：知識や技能に関する基本的な学修を予習，宿題として授業前に行い，その後授業において知識・技能の定着や応用力育成に必要な学修を行う教育方法.

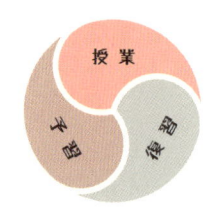

アクティブラーニング：教員による一方向的な講義形式の教育とは異なり，学修者の能動的な学修への参加を取入れた教授・学習法の総称．学修者が能動的に学修することによって，認知的，倫理的，社会的能力，教養，知識，経験を含めた汎用的能力の育成を図る．発見学習，問題解決学習，体験学習，調査学習などが含まれるが，教室内でのグループディスカッション，ディベート，グループワークなども有効なアクティブラーニングの方法である．〔新たな未来を築くための大学教育の質的転換に向けて～生涯学び続け，主体的に考える力を育成する大学へ～（答申）中央教育審議会（平成24年8月28日）用語集より〕

う習慣づけができれば，大きな学修効果が期待できるでしょう．たとえば，予習，復習を必要とする **"反転授業"** が取入れられれば，自己学修とは予習，復習の在り方・意義が少し異なってきますが，個々，そして集団としては同様に概念的理解を進めることができる効果的な学修方法といえます．いずれにしても，上記に示したとおり，教科書の効果的な使い方が非常に重要です．

　以下に，自律的な学修により概念的理解を進める学修方法としてアクティブラーニングを取上げます．"アクティブラーニング"は，"主体的，対話的で深い学修"と解釈されていますが，本章では，上記のとおり，主体的であるが人と直接対話するわけではない予習や復習といった自己学修も，概念的理解のために有効なアクティブラーニングとして位置づけたいと思います．

1・4・2　アクティブラーニングのすすめ

　アクティブラーニングとは主体的，対話的で深い学修のことをいい，最近では後者の方がよく使われるようになりましたが，ここではアクティブラーニングとして，自律的な学修における概念的理解に対する効果について考えてみたいと思います．

　アクティブラーニングといってもさまざまな手法があり，またその使い方によってはまったく学修効果が上がらない場合も考えられます．たとえば，"スモールグループディスカッション（SGD）"は，代表的な主体的，対話的で深い学修が可能な方法として，6年制薬学教育が導入されて以降ほとんどすべての大学で取入れられ，コミュニケーション能力，問題解決能力の醸成に効果があるといわれてきました．ただ，学生の理解が一向に深まらず，学修効果が上がらない，いわゆる"なんちゃってSGD"もあるように思います．アクティブラーニングについては，学生が主体的に取組むことが必要であり，これを講義のような受動的な学修と捉えてしまい，うまく自律的な学修に取入れることができなければ，学修効果は上がらず，概念的理解を進めることはできません．また，かえって概念的理解の基盤となる知識と技能の学びが妨げられてしまうことにもなります．アクティブラーニングでは，何といっても学生が積極的に取組む姿勢が重要です．そのうえで，たとえば主体的に自分と他者との接点があるからこそ，SGDでの

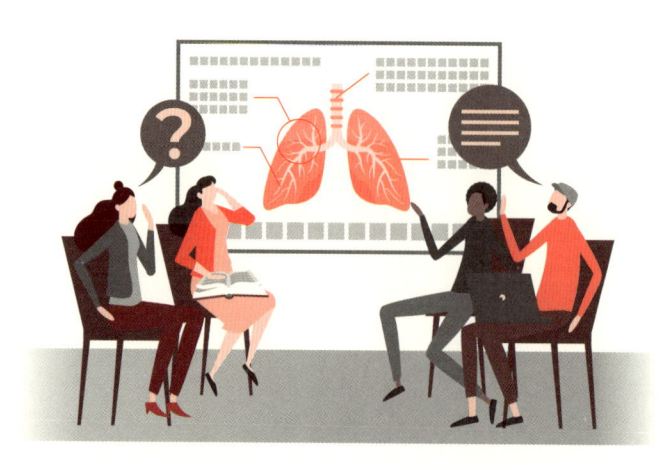

対話的な学修の機会をうまく利用することが可能となり，教科書に書かれている知識や技能の概念的理解を進めることができるでしょう．また，他者とともに集団としての活性が上がれば，個々の自己学修の深化と相まって，さらに知識や技能の体系化，概念的理解が進むことが期待できます．ここでも，個々が教科書を自ら設定した観点を修正しつつ読み込み，さらにその観点に沿って補完すること，すなわち教科書の効果的な使い方が非常に重要です．

　実践の中での学び，たとえば主体的で対話的な学修が求められる臨床実習は，アクティブラーニングの一つと位置づけることができます．実習テキストといった教科書もあります．しかし，コアカリでは，臨床実習は概念的理解を進めると同時に，転移する場でもあり，自律的な学修も多岐，多様な展開が必要となると考えられます．アクティブラーニングについては，第5章で実施例も含めて詳しく説明されているので，読んでみてください．

1・4・3　令和4年度改訂コアカリに沿った学修における教科書の使い方

　専門教育における教科書は，その学問領域の専門家を著者として，科学的事実として認識する知識と個別にできる技能の羅列ではなく，自らの観点で体系化して執筆・編集されています．もちろんこの中で概念的理解の指針も読み取れるはずです．同じ科目の教科書でも，著者が違えば，すなわち観点が違えば，体系化の仕方もそれに基づく概念的理解の指針も同じではありません．教科書を個々の知識や技能の修得，という観点で見てしまいがちですが，まずは著者が意図する体系化や概念的理解の指針を読み取ることが重要です．自分の大学のカリキュラムが令和4年度改訂コアカリに沿っていることが前提ですが，教科書とコアカリを見比べてみれば，著者が描く体系や概念的理解の指針がより明確に見えてくると思います．学生による自律的な学修においては，教科書に示された著者の意図や指針をしっかり把握し，知識や技能単位での浅い理解にとどまらず，自らの学修目標に合わせて，自らの意図による体系化，概念的理解を進めることが求められます．ここでは，このような過程，教科書の使い方を，教科書から知識や技能を得る，教科書を読み込む，専門書などで補完するとしました．もちろん，コアカリにも編集方針があり，学修目標も学生が合意しやすいように概念化を志向しています．そこで，コアカリを自律的な学修を進めるためのガイドラインとして，教科書と一緒に使っていただければと思います．

1・4・4　科学的探究のすすめ

　コアカリの領域の中に，あるいは薬学部の科目の中に，確たる教科書がないものがあります．G 薬学研究がそれにあたります．コアカリでは，医学部や歯学部と共通した“身につけるべき資質・能力”として，“科学的探究”があげられました．これは，コアカリのG 薬学研究につながるものであり，その中の学修目標の一つに，「科学的根拠に基づいた批判的思考と俯瞰的思考（科学的根拠に基づいた論理的で多面的，客観的な思考）」があります．概念的理解による転移の発想と，一般化，原理の探究への展開は，まさに科学的探究，すなわち研究のプロセスであり，ゆえに概念化能力は“研究能力”の前提となるものです．すなわち，概念を用いて命題をつくることが一般化であり，その自ら形成した仮説に基づいて，意図して得られた科学的事実から，さまざまな論理的な思考を繰返すことは，より厳密な一般化を志向し，原理を探究することになります．

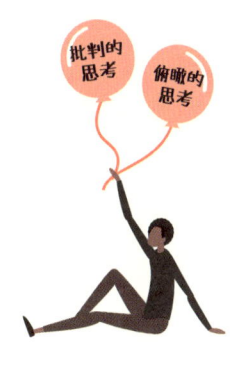

　薬学部においては，令和4年度改訂コアカリに沿ったカリキュラムの設定を行った大学の多くは，卒業認定・学位授与の指針（ディプロマ・ポリシー）にお

いて，概念化能力を実質的な資質・能力として掲げていると思います．卒業研究はカリキュラムとは別なもの，カリキュラムに含まれないものとの認識もあるようですが，そうではなく，卒業研究はカリキュラム編成において，概念化能力を伸ばしてディプロマ・ポリシーに到達し，ひいては研究能力を修得するための重要な科目です．概念的理解，一般化，原理の探究を実際の事象において具現化する研究能力は，将来，薬剤師として社会のニーズに応える活躍をするために欠かすことのできない資質・能力といえます．各学問領域における知識・技能と概念的理解に向けた指針が示された新スタンダードシリーズの教科書が，薬学生にとって，研究能力の修得を目指して概念的理解を進め，概念化能力を磨くために役立つことを期待しています．

> 　本章の執筆にあたっては，薬学部におけるカリキュラムの在り方や概念的理解にする基本的な考え方について，YAKUGAKU ZASSHI 誌上シンポジウム "高等教育としての薬学教育におけるカリキュラムの在り方——概念理解型カリキュラムのすすめ"〔山田　勉，YAKUGAKU ZASSH, 142, 8, p.779-812（2022）〕の内容を参考にさせていただきました．

1・5　おわりに

　本章では，薬学生が薬学における学修を進めるうえで認識していただきたい大学における学修の在り方について述べてきました．令和4年度に改訂された薬学教育モデル・コア・カリキュラムでは，学修成果基盤型教育の新展開が図られており，これに沿った自大学のカリキュラムにおいては，学生自身が目標を明確に意識しつつ主体的に学修に取組み，その成果を自ら適切に評価し，さらに必要な学びに踏み出していく，自律的な学修が求められています．このような学修によって，概念的理解から一般化や原理の探究へ進めることができる概念化能力を修得し，薬学生が自ら定めるディプロマ・ポリシーへの到達を目指していただければと思います．薬学部における自律的な学修に新スタンダードシリーズの教科書が役立てば幸いです．

　自律的な学修は生涯にわたって続きます．コアカリには多様な薬剤師として求められる基本的な資質・能力が示されています．薬学部での学修を基点として，医療人，そしてファーマシスト・サイエンティスト（薬剤師である科学者）として，自分自身の高めるべき資質・能力を基軸に定め，「学修」に取組まれることを期待します．

第 II 部

私たちは6年間，どのようなつながりを感じながら大学で学ぶのか

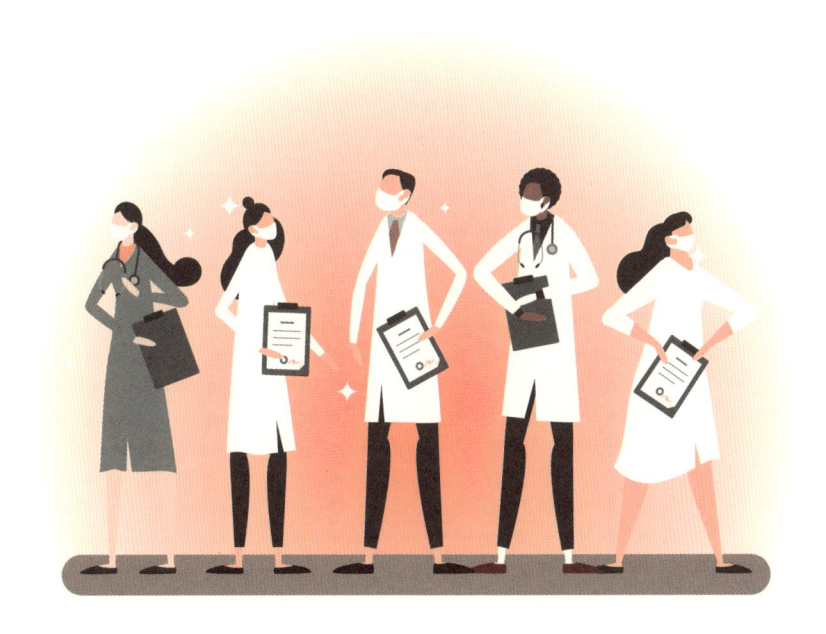

第2章 患者を担当するということ
——個別化医療の実践

　　　皆さんは，薬学部卒業後，国民に信頼される薬剤師として働くために，6年間にわたってどのような視点で学んでいったらいいのでしょうか．本章ではまず，第6章で登場する平○晴△さん（略称 H.H. さん）の病態を理解し，適切な薬物治療を実践するために必要なポイントを，薬学教育モデル・コア・カリキュラムのつながりに従って解説します．まずは症例を見てみましょう．患者さんの情報はこのようなかたちで，医療スタッフで共有されます．

2・1　症 例 提 示

患者氏名　　平○晴△さん（H.H. さん）

患者背景　　76歳女性．51歳のときに気管支喘息を発症し，56歳から治療薬を使用していた．気管支喘息症状のコントロールは良くなったり悪くなったりで，冬になると，発作が起こって，受診することが多かった．家事や食事の準備をするのはなんとか大丈夫な程度だったので，コロナ禍になってからは，あまり受診することは良くないと考え，3カ月に1回程度受診していた．最近，日常の家事はつらく，食事の用意ができないときは，簡単にできる麺類を食べていたが，フードデリバリーを利用することが多くなった．

　1週間前から2日ほど，睡眠を妨げられるような咳が出ていたが，今朝は少々悪化して呼吸困難症状が出たので，病院を受診した．

患者情報
- 性　別：女性，年齢76歳，身長 155 cm，体重 48 kg
- 職　業：無職
- 家族構成：夫（80歳）と二人暮らし．息子夫婦は近所に住んでいる．夫は不動作会社の社長であったが引退し，息子が継いでいる．
- おもな症状：夜間の咳，呼吸困難
- 家族歴：父（気管支喘息，70歳死去）
- 生活歴：喫煙習慣はない（夫の喫煙による受動喫煙歴30年，現在夫は禁煙して10年）．飲酒は，誘われれば，たしなむ程度．晩酌の習慣はない．治療は特にしていないが，以前から蓄膿症がある．
- アレルギー歴：アレルギー性鼻炎．薬を飲んで異常な症状が出たことはない．

身体所見　　血圧：148/83 mmHg，心拍数：102 拍/分，呼吸数：27 回/分，体温 36.5 ℃，喘鳴（++），心音異常なし．胸部 CT 気管支壁肥厚，骨粗鬆症，白内障（治療中）．

臨床検査値　　赤血球数 390×10^4 個/μL，白血球数 5.8×10^3 個/μL，Hb 12.0 g/dL，Ht 36.0 %，血小板数 30×10^4 個/μL，肝機能正常，腎機能正常，%PEF（ピークフロー）66.6 %（>80）

診断名　　気管支喘息

受診時に持参した医薬品と，使用法，使用量
① サルブタモール硫酸塩（サルタノール®インヘラー）100 μg　　　　　　　　　　　　発作時2吸入
② サルメテロールキシナホ酸塩・フルチカゾンプロピオン酸エステルドライパウダーインヘラー・エアゾール配合剤（アドエア 500 ディスカス®）500 μg　　　　1日2吸入（1回1吸入）1日2吸入
③ テオフィリン徐放錠（テオドール®）200 mg　　　　　1日2回（1回1錠）1日2錠　朝，就寝前服用
④ モンテルカストナトリウム錠（キプレス®）10 mg　　　　　1日1回（1回1錠）1日1回　就寝前

　多くの疾患があるなかで，この章では，なぜ，気管支喘息（きかんしぜんそく）だけを取上げるのでしょうか．疾患は，生じる器官，原因など多様ですが，この章では，一見異なって見える複数の状況（疾患）が，原理は共通であるが，表現の仕方が異なっているにすぎない，ということに気づいてほしいために，数ある疾患のなかから気管支喘息を取上げました．

　ここで考えてほしい共通の原理とは，① 臓器，器官の恒常性の維持と，② それが破綻するメカニズム，③ 破綻したメカニズムを修復する医薬品のメカニズム，そして，④ 医薬品がもつ作用と副作用の関係性，最後に，⑤ どのような状況でどのような治療（薬）を用いることが最も効果的か，ということです．

　これらはまさに，多くの疾患を学ぶ“D-2 薬物治療につながる薬理・病態”の学修目標です．このような共通の原理（概念）を身につけ，適切な判断のもと，多様な状況に応じて使い分けることが，多様な疾患に対応する医療人に重要な資質・能力です．

2・2　患者の病気と治療薬を知るには

2・2・1　はじめに

　図2・1は，H.H. さんが診断された“気管支喘息”という疾患が，どのような病気であるか，そしてどのように薬学的管理を行うか（薬剤師として治療に関わるか）を理解するために，薬学教育モデル・コア・カリキュラム（以下コアカリ）の各項目との関連性をイメージ化したものです．

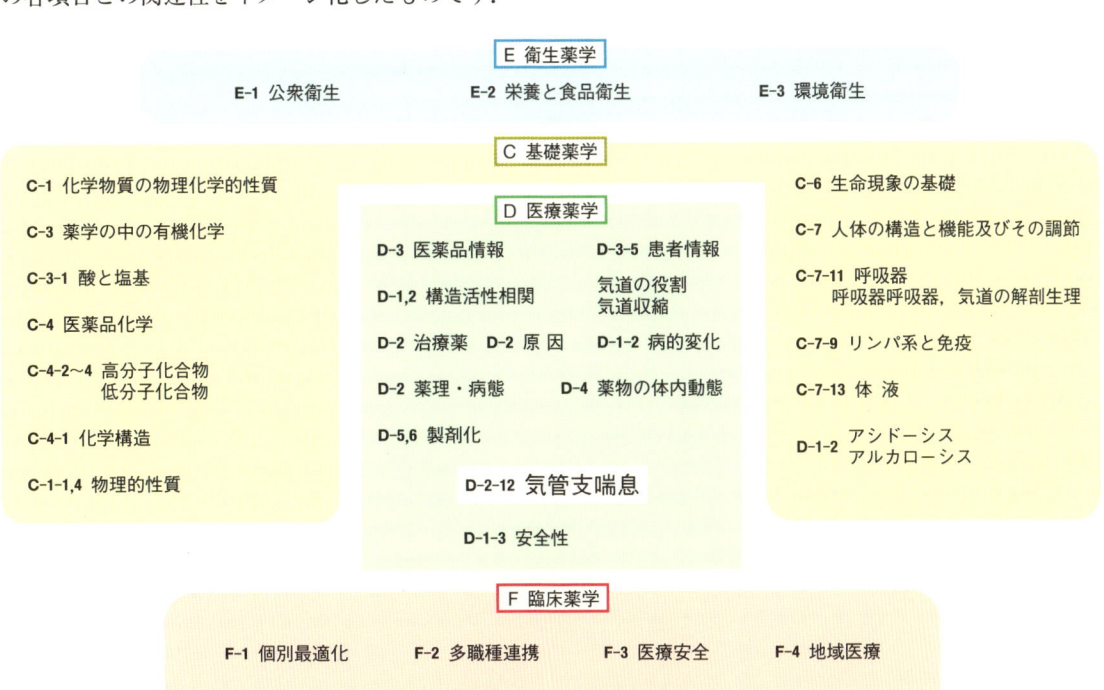

図2・1　気管支喘息の病態と薬物治療を理解するための学修事項，学修項目のつながり

"D 医療薬学"では，まず，疾患の病態と治療薬のメカニズム（D-2）＊を学び
ます．H.H. さんの場合は，気管支喘息ですから，正常な呼吸器とその機能（C-7-
11）に対して，どのような理由で障害が起こると気管支喘息となり，代表的な症
状にはどのようなものがあるか（D-2-12）を学びます．次に，気管支喘息に有
効な医薬品が，障害や症状に効果を示すメカニズムを学びます（D-2-12）．この
ように，病態と薬理を結びつけたのち，使用される医薬品の一般的な医薬品情報
と患者情報（D-3）を結びつけることで，気管支喘息の治療ガイドラインに準じ
た薬物治療の一般論の理解が進みます.

　一方，薬物の体内動態（D-4）では，医薬品を服用すると，医薬品がどのよう
に，どれくらいの時間をかけて体内に入り，どのようなメカニズムで体外に排泄
されてゆくか（体内動態）を，剤形の違いや服用量の違い，体内での分解（代謝）
など，一般的な視点で学びます（D-4）．H.H. さんの場合のように，気管支喘息
の治療薬は口から服用する経口薬だけでなく，パウダー状の薬を吸入する剤形も
ありますので，剤形の違いや特徴（D-5），調剤の基本（D-6）も重要な情報です.

　このように，"D 医療薬学"で学んだ一般論は，本書第6章に記載した個別最
適化，つまり，H.H. さんの気管支喘息に適した薬物治療につなげるための基礎
となります．"C 基礎薬学"の基礎からつながった"D 医療薬学"で学んだ知識
を，どのように H.H. さんの治療に効果的に使うかを学ぶのが"F 臨床薬学"です.

　H.H. さんを，病態，症状だけでなく家族環境や生活環境，生い立ちなど，よ
り広い視点で総合的に見た場合（E-1），H.H. さんとまったく同じ患者さんはい
ません．ですから，H.H. さんへの薬物治療は，まさに一人一人の"個別化薬物
治療"（F-1）であり，このような個別最適化を行うため"D 医療薬学"で学ん
だ一般的な知識を使うのです．個別化薬物治療の具体的な対応については，第6
章で詳しく記載していますので，興味がある方は是非，読んでみてください.

　"D 医療薬学"で気管支喘息をどのように学んでゆくか，図2・1を参考にし
ながら具体的に紹介しましょう.

2・2・2　病気を知る（気管支喘息とはどのような疾患か理解する）

　喘息予防・管理ガイドライン（D-2-11）では，気管支喘息を次のように定義
しています.

① 自然にあるいは治療により可逆性を示す種々の程度の気道の狭窄

② 気道の過敏性が亢進

③ T 細胞，マスト細胞，好酸球などの炎症細胞，気道上皮細胞，線維芽細胞
　をはじめとする気道構成細胞，および種々の液性因子が関与する気道の慢性
　の炎症性疾患

④ 持続する気道炎症は，気道傷害とそれにひき続く気道構造の変化（リモデ
　リング）を惹起

　一見難しそうですが，一つ一つ考えてみましょう.

　気道とは呼吸が肺に到達するまでの管です．呼吸とは生きてゆくために必要な
酸素を取込むとともに，体内で産生された二酸化炭素を体外に吐き出すという重

要な役割を担っています（C-7）[*1]. 気道が狭窄，つまり狭くなると，まず，今回の H.H. さんの主訴のように呼吸困難となり，喘鳴（呼吸時のゼーゼー音）が聞こえ，呼吸数が多くなります（D-1-2）[*2]. このような状態では，体内のガス交換ができなくなるため，体内に二酸化炭素が蓄積します（D-1-2）[*2]. 二酸化炭素は，体内でルイス酸として働き（C-3-1）[*3]，血液を酸性化（アシドーシスといいます）して生命を脅かします.

　気道が収縮する原因にはいくつかありますが，気管支喘息では気道が過敏化しており，細菌やウイルスなどの異物を排除する免疫システム（C-7-9）[*4]が，通常では反応しないアレルゲン（アレルギー物質）によって気道にアレルギー反応を起こして気道に炎症を起こし，結果的に気道が収縮してしまいます. ですから，アレルギー反応に関わる T 細胞，マスト細胞，好酸球などの炎症細胞，気道上皮細胞，線維芽細胞などの気道構成細胞（C-7-9）[*4]と，液性因子（C-7-13）[*5]などが疾患の発症や増悪に関与します.

　患者さんが長期にわたって気管支喘息を患っていたり，適切な治療や，効果的な予防策を講じないと，炎症が進行し気道の内側の組織が肥厚し（これを気道のリモデリングとよびます），気道が常に細くなり慢性的な気道狭窄を起こすことになります. H.H. さんも胸部 CT で，気管支壁肥厚が観察（D-1-2）[*2]されていますね.

　適切な治療はアレルギー反応を抑制し，気道の収縮を抑制します. アレルギー反応の原因を突き止めることで，アレルギー反応が起こらないよう予防すること（E-1）[*6]も大切です. 気管支喘息は，適切な予防と治療を行えば，健常な人と同じ生活を送ることができる疾患です.

　診断には主として血液検査（アレルギーの確認）や呼吸機能検査〔H.H. さんでは％PEF（ピークフロー）[*7]〕を行っています（D-1-2）[*2].

2・2・3　治療薬を知る（治療薬を病態とつなげて理解する，D-2-11）[*8]

　気管支喘息はアレルギーが原因で起こる炎症性疾患ですから，治療にはアレルギーを抑える薬（抗アレルギー薬）と炎症を抑える薬（抗炎症薬）がおもに使われます. アレルギー反応を抑えるためには，内服薬を用いることが多いですが，疾患の部位が気道であるため，抗アレルギー薬や抗炎症薬のなかには吸入によって直接気道に作用させる剤形もあります（D-5）[*9]. H.H. さんの場合，③ テオフィリン徐放錠と，④ モンテルカストナトリウム錠が飲み薬であり，① サルブタモール硫酸塩と，② サルメテロールキシナホ酸塩・フルチカゾンプロピオン酸エステルドライパウダーインヘラー・エアゾール配合剤が吸入する薬です.

　薬物治療の基本は，アレルギー性炎症を抑える効果のある薬剤を継続し，喘息発作や気道過敏性，非可逆的な気道閉塞を予防することです. 気管支喘息は，発作が起こらなければ通常の生活を送れますが，発作が起こらないようにするためには，日常生活に支障がなくても服薬を続けることが重要です（B-2,3）[*10]. 服用薬は大きく分けると，発作が起こったときに発作を軽減させる発作治療薬と，日常生活の刺激では発作が起こらないようにする長期管理薬があります.

[*1] つながり コアカリ C-7 人体の構造と機能及びその調節 → 3巻 IX. 解剖生理学

[*2] つながり コアカリ D-1-2 身体の病的変化 → 4巻 I. 薬理・病態

[*3] つながり コアカリ C-3-1 物質の基本的性質 → 3巻 IV. 有機化学

[*4] つながり コアカリ C-7-9 リンパ系と免疫 → 3巻 VIII. 微生物学・免疫学，3巻 IX. 解剖生理学

[*5] つながり コアカリ C-7-13 体液 → 3巻 IX. 解剖生理学

[*6] つながり コアカリ E-1 健康の維持・増進をはかる公衆衛生 → 5巻 衛生薬学

[*7] ピークフロー値: 十分息を吸い込んだ状態で，極力息を早く出したときの息の速さ（ピークフロー）を測る医療用計測器. 気管支喘息の管理に使用される検査である.

[*8] つながり コアカリ D-2-11 消化器系の疾患と治療薬 → 4巻 I. 薬理・病態

[*9] つながり コアカリ D-5 製剤化のサイエンス → 4巻 IV. 製剤学・調剤学

[*10] つながり コアカリ B-2 薬剤師に求められる社会性，B-3 社会・地域における薬剤師の活動 → 2巻 社会と薬学

H.H. さんの場合，① サルブタモール硫酸塩が発作が起こったときの発作治療薬ですので，服用時期が"発作時2吸入"となっています（図2・2）．②〜④はいずれも長期管理薬です．

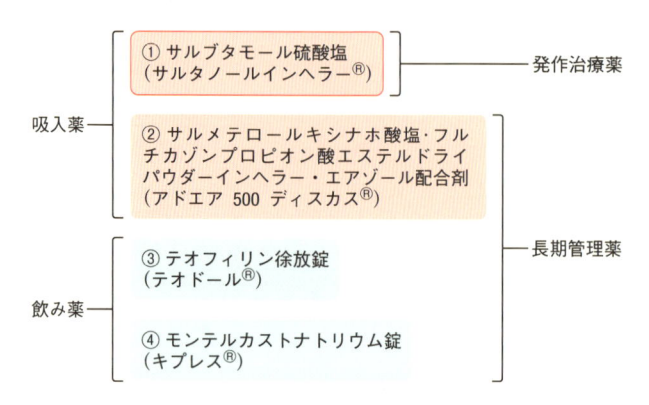

図2・2　H.H. さんが受診時に持参した医薬品の分類

*1 つながり コアカリ D-2-1 自律神経系に作用する薬 → 4巻 I. 薬理・病態

a. 気道を拡張する薬　気道の拡張，収縮には気道平滑筋が重要な役割を果たしています．この気道平滑筋は自律神経とよばれる神経系（D-2-1）[*1] のうち，副交感神経（コリン作動性神経）と交感神経（アドレナリン作動性神経）により調節されています（図2・3）．

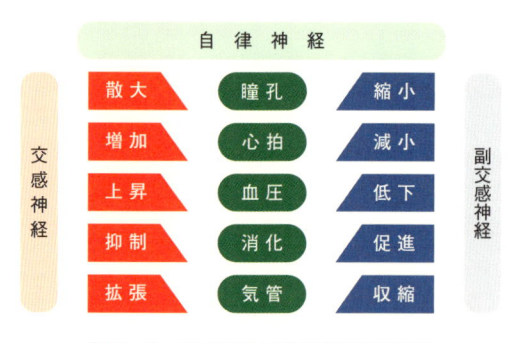

図2・3　交感神経と副交感神経の役割

副交感神経はアセチルコリンによって気道を収縮し，交感神経はノルアドレナリンによって気道を拡張します．つまり，気管支喘息のときに気管支を拡張させるには，交感神経を刺激する薬物が用いられます．この作用をもつ薬は，発作治療に使用される短時間作用型と，発作予防のための長期管理薬の2種類があります．作用時間の違いは，活性本体の化学構造は同じですが，代謝に関わる部分の化学構造上の違い（C-4）[*2] によっています（図2・4）．

*2 つながり コアカリ C-4 薬学の中の医薬品化学 → 3巻 V. 医薬品化学

生体における交感神経，副交感神経の働きは気道だけではなく，図2・3に示すように心拍数，血圧，消化など多くの生理作用に関与しています．交感神経に作用する薬物は他の機能に影響することがあるため（D-1-1）[*3]，気管だけに注目するのではなく全身の状態を常に観察しておかなければなりません．

*3 つながり コアカリ D-1-1 薬の作用のメカニズム → 4巻 I. 薬理・病態

b. その他の治療薬　"長期管理薬"はさらに大きく分けて2種類あります．一つ目は，吸入で用いる"副腎皮質ステロイド薬"です．気管支喘息の症状は気道の炎症が原因で起こることは前述しました．炎症を抑え，発作を予防するため

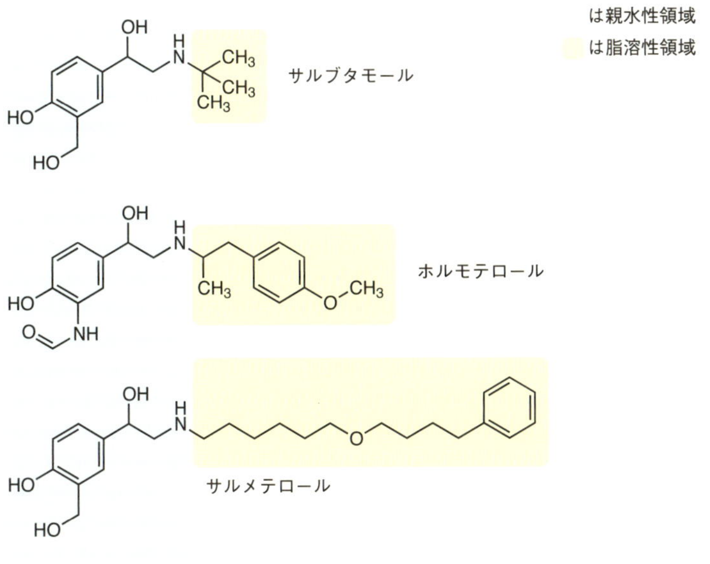

■は親水性領域
■は脂溶性領域

サルブタモール

ホルモテロール

サルメテロール

図2・4　気管支拡張薬の作用時間と化学構造との関係

に用います．この薬のお陰で，気管支喘息で亡くなる人や入院する人の数が大幅に減少しました（G-1）[*1]．

　もう一つは，§2・2・3aで取上げた"気管支拡張薬"です．長期管理薬としての"気管支拡張薬"には，長時間作用性β_2刺激薬〔H.H. さんの処方薬②に含まれるサルメテロールキシナホ酸塩〕があります．また，抗アレルギー薬であるロイコトリエン受容体拮抗薬〔H.H. さんの処方薬④モンテルカストナトリウム錠〕やテオフィリン製剤〔H.H. さんの処方薬③テオフィリン徐放錠〕は，気管支拡張作用と抗炎症作用を併せもっているので，症状に応じてこれらのなかから一つ，あるいはいくつかの薬剤を用います．H.H. さんの場合は，二つ併せて処方されていました．

　医薬品には，図2・4に示すように，活性部分が共通ですが，代謝時間を調節したり，薬物同士の相互作用を改善したり，副作用や禁忌（使ってはいけない患者など）を回避するために，化学構造などにさまざまな工夫がされています（C-4-1）[*2]．薬剤師として，それぞれの医薬品の特徴を把握するために，構造式と薬の作用との関係（D-1-1）はもちろん，薬物同士の相互作用，体内での吸収や代謝，排泄（D-4）[*3]，副作用と化学構造（D-2）[*4]や物理的性質との関係（C-1）[*5]などを"C 基礎薬学"で学んだことと結びつけて理解することがとても重要です．すべての医薬品を安全に取扱う（D-1-3）[*6]感性を身につけるため，1 年生からつながりを意識してコツコツと学んでいきましょう．

2・2・4　医薬品情報と患者情報（D-3）

　H.H. さんに使用されている医薬品は，長い期間，多くの患者に使用されてきたものです．多くの患者への使用経験から，効果を出すにはどのような工夫が必要か，副作用はどのような状況で起こりやすいかなど，医薬品の開発から臨床使

[*1] つながり コアカリ G-1 薬学的課題の探究と薬学研究に取り組む姿勢

[*2] つながり コアカリ C-4-1 医薬品に含まれる官能基の特性 → 3巻 V. 医薬品化学

[*3] つながり コアカリ D-4 薬の生体内運命 → 4巻 Ⅲ. 薬物動態学

[*4] つながり コアカリ D-2 薬物治療につながる薬理・病態 → 4巻 Ⅰ. 薬理・病態

[*5] つながり コアカリ C-1 化学物質の物理化学的性質 → 3巻 Ⅰ. 物理化学

[*6] つながり コアカリ D-1-3 医薬品の安全性 → 4巻 Ⅰ. 薬理・病態

*1 つながり コアカリ D-3-1 医薬品のライフサイクルと医薬品情報 → 4巻 II. 医薬品情報学

*2 つながり コアカリ D-3-2 医薬品情報の情報源と収集 → 4巻 II. 医薬品情報学

*3 つながり コアカリ D-3-5 患者情報 → 4巻 II. 医薬品情報学

用までの医薬品のライフサイクルを把握することがより安全な薬物治療を行ううえで大切な情報です（D-3-1）[*1]．薬剤師は H.H さんに必要な医薬品情報を，膨大な情報源から適切に判断し選択して用いなければなりません（D-3-2）[*2]．このようにして得られた医薬品情報は，患者個々によってその重要性が異なりますので，しっかりと患者情報を把握することが必須です（D-3-5）[*3]．つまり，H.H. さんの患者情報をもとに，適切な医薬品情報から，処方箋が妥当であるか判断したうえで，医薬品の調製（取りそろえ）を行うことが大切です．この点については第6章に，H.H. さんの患者情報，医薬品情報をどのように薬剤師が評価するか，記載されていますので参照してください．

2・2・5　薬と嗜好品の相互作用（D-4）

*4 つながり コアカリ D-4-2 薬物動態の解析 → 4巻 III. 薬物動態学

*5 つながり コアカリ D-4-1 薬物の体内動態 → 4巻 III. 薬物動態学

*6 テオフィリン中毒の原因：テオフィリンは，治療域が狭いため，血中濃度上昇によるテオフィリン中毒による死亡例が報告されている．その原因としては，本文中で説明した喫煙者の禁煙以外に，一部の抗菌薬との薬物相互作用や，テオフィリンと類似した化学構造をもつカフェイン（コーヒーや紅茶など多くの飲料に含まれる）を多く摂取することでテオフィリンの作用が増強しやすいなどが考えられている．

*7 つながり コアカリ E-3 化学物質の管理と環境衛生 → 5巻 衛生薬学

H.H. さんの生活環境における医薬品と嗜好品による相互作用について考えてみます．H.H. さんが服用している処方薬3）テオフィリン錠は服用後，血流にのって薬理作用を示した後，肝臓で CYP1A2 という薬物代謝酵素により，水に溶けやすい構造に変換され，腎臓を経て尿中に排泄されます（D-4-2）[*4]．ですから，医薬品は決められた量と回数を守って服用しないと，血中濃度が低下し，効きが悪くなります．一方，肝臓や腎臓に障害があると体外に排泄されにくくなり，血中濃度が予想以上に高くなり副作用や中毒が起こりやすくなります（D-4-1）[*5]．

テオフィリンを分解させる CYP1A2 は，喫煙によって，活性が高くなることが知られています[*6]．H.H. さんはたばこは吸いませんが，夫の喫煙による受動喫煙が30年も続いていたので，たばこの煙を吸い込むことでテオフィリンの分解が進み，十分な薬効が出なかった可能性があります．H.H さんや夫がこれに気がついたかどうかわかりませんが，夫はたばこを10年前にやめていますので，H.H さんの受動喫煙は緩和されます．一見よいことのように思えますが，夫の禁煙により今まで活性化されていた H.H. さんの CYP1A2 の活性が低下し，テオフィリンの分解が抑制され血中濃度が上がり，テオフィリン中毒になる可能性があります．このような場合，テオフィリンの服用量の見直しが必要になります．たばこの煙だけでなく，環境中の有害物質（E-3）[*7] についても学び，疾患の予防，治療との関係に細心の注意を払うことが必要なことがおわかりいただけたと思います．

このような事例は喫煙だけでなく，ハーブの一種である西洋オトギリソウ（セントジョーンズワート）や，納豆などとの相互作用によって薬効に影響を受ける医薬品は数多くあります．

2・2・6　医薬品同士の相互作用（D-4）

*8 つながり コアカリ C-6 生命現象の基礎 → 3巻 VII. 生命科学

*9 つながり コアカリ C-7 人体の構造と機能及びその調節 → 3巻 IX. 解剖生理学

H.H. さんが服用しているテオフィリン錠は化学構造上，キサンチン骨格をもつ化合物です（図2・5）．イミダゾール環とピリミジン環より構成されるプリン環をもつ DNA 構成塩基，アデニン，グアニンもキサンチン骨格をもち（C-6）[*8]，生体内で再利用されなかったこれらはすべてキサンチンオキシダーゼという代謝酵素により分解されて尿酸となって尿中に排泄されます（C-7）[*9]．血液中の尿

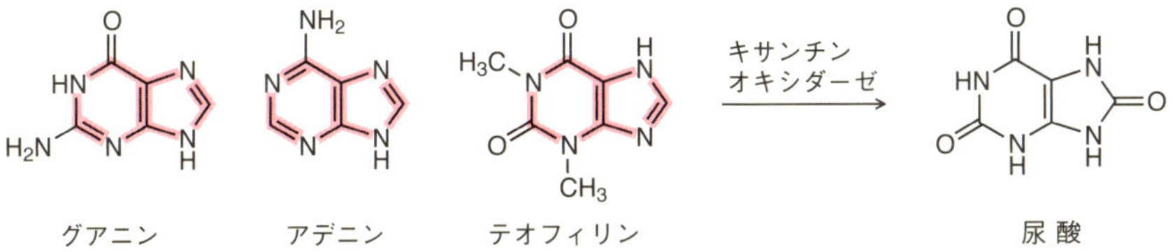

図2・5　キサンチン骨格をもつ生体物質と医薬品

酸が高値になる高尿酸血症・痛風（D-2-6）[*1] の治療薬に，このキサンチンオキシダーゼを阻害する薬があります．H.H. さんは高尿酸血症の既往はありませんが，もし，H.H. さんのようにテオフィリンを服用している喘息の患者さんが高尿酸血症を患い，キサンチンオキシダーゼ阻害薬を服用するとどうなるでしょうか．尿酸の産生は抑制されますが，構造的に類似しているテオフィリンの分解も抑制してしまうため，血中濃度が高くなるため，テオフィリン中毒を起こす可能性があります．

　また，図2・6 に示すように，感染症に使用されるサルファ剤という抗菌薬（D-2-15）[*2] は，内服で血糖を低下させるスルホニル尿素系薬という糖尿病治療薬（D-2-6）[*3] と同じスルホニル尿素の構造をもつ医薬品です．サルファ剤でアレルギーを起こしたことのある患者さんは，スルホニル尿素系糖尿病薬を服用するとアレルギー反応を起こす可能性があります．

*1　つながり　コアカリ D-2-6 代謝系・内分泌系及び骨の疾患と治療薬 → 4巻 I. 薬理・病態

*2　つながり　コアカリ D-2-15 感染症と治療薬 → 4巻 I. 薬理・病態

*3　つながり　コアカリ D-2-6 代謝系・内分泌系及び骨の疾患と治療薬 → 4巻 I. 薬理・病態

グリメピリド（糖尿病治療薬）
スルホニル尿素系薬

スルファジメトキシン（抗生物質）
サルファ剤

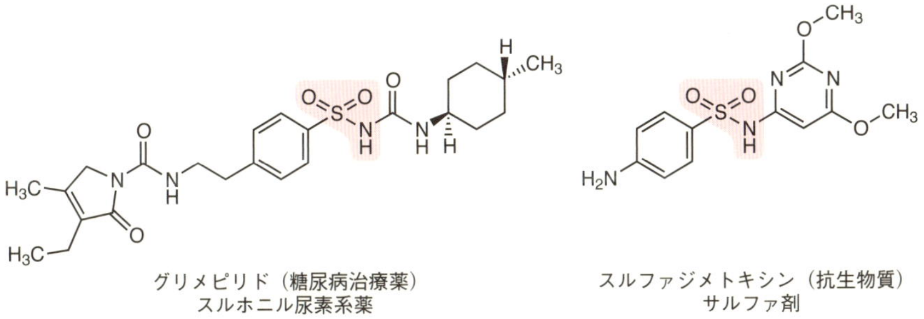

図2・6　スルホニル尿素を基本骨格とする医薬品の例　　■ がスルホニル尿素基.

　§2・2・4で説明した薬物代謝酵素のなかには，医薬品が肝臓や他の臓器に作用すると，薬物代謝酵素を阻害したり，誘導したりすることが知られています．たばこの煙で誘導される CYP1A2 をはじめ，日本人には先天的に20％程度の人に欠損があることが知られている CYP2C19 や，遺伝的に多型が存在する薬物代謝酵素があります．特に，多くの薬物代謝に関わる薬物代謝酵素である CYP3A4 は，誘導したり阻害したりする医薬品がきわめて多いため，これらを同時に飲んだ結果，片方の医薬品が，同時に服用した他方の医薬品の代謝を促進したり，抑制したりすることによって，当初期待した薬効が発現されない例は数多く知られており，薬物動態学として薬物治療を行ううえでとても重要な視点です（D-4）[*4].

　このように，医薬品の基本構造を示す構造式や薬物代謝酵素には，数多くの情報が含まれています．薬剤師は化学構造や酵素活性をしっかりと把握し予測することで，より安全で効果的な薬物治療に貢献することができるのです．

*4　つながり　コアカリ D-4 薬の生体内運命 → 4巻 III. 薬物動態学

*1 つながり コアカリ D-5 製剤化のサイエンス，D-6 個別最適化の基本となる調剤 → 4 巻 Ⅳ. 製剤学・調剤学

2・2・7　剤形や投与方法による効果の違い（D-5,6）[*1]

　H.H. さんが使用していた治療薬は，吸入薬と飲み薬でした．医薬品の効果は，一般的には血中濃度で判断しますが，H.H. さんのように気道に直接作用させる場合などは，局所的に医薬品を集中させた方が効果的です．

　図2・7に全身に作用を期待したときの投与方法（剤形）と血中濃度の関係を示しました．これ以外に局所的な効果を期待する場合は H.H. さんのように吸入薬を用いたり，点眼剤，点鼻剤，舌下錠，坐薬などがあります．また，注射薬と一概にいっても，静脈注射（静注），点滴静注，パルス点滴，皮下注射，筋肉注射など，目的によって使い分けます．ハチに刺されたときや，予防注射の際に起こるアナフィラキシーショックに対して使われるアドレナリンは，必ず皮下注射で投与します．誤って静脈注射すると，血中濃度が高くなりすぎて場合によっては亡くなることがあります．投与方法一つにも根拠を知ったうえで細心の注意が必要です．

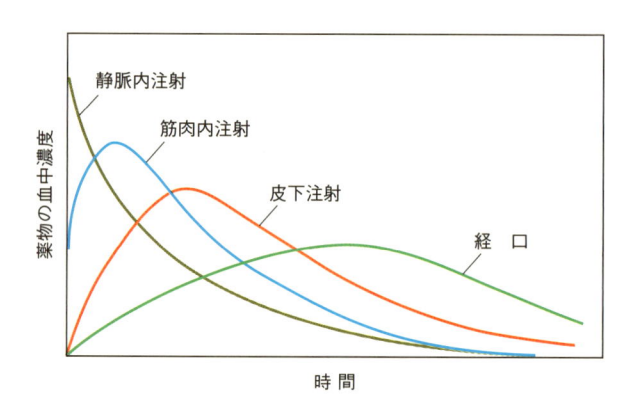

図2・7　全身に作用を期待する医薬品の剤形と血中濃度の関係　静脈内注射，筋肉内注射，皮下注射，皮内注射，経口の順に血中濃度が最大値（効果が出やすい）に達するのが早い．

2・2・8　気管支喘息の総合的な管理

　患者さんの疾病に対する薬剤師の役割は図2・8に示すように薬物の選択だけではありません．H.H. さんに当てはめて考えてみても，薬物の選択は最も大切であることは間違いありませんが，患者さんに合った投与方法（F-1）[*2]を考えることが大切です．また，患者さんは一つの病気しか発病していないわけではありません（F-1）[*2]．年齢や一つの疾患がきっかけとなって，複数の疾患に罹患することがとても多いです．H.H. さんも気管支喘息に合併しやすいアレルギー性鼻炎，高齢女性に発症しやすい骨粗鬆症，高齢者に多い白内障を合併しています．それぞれの疾患に対して，気管支喘息と同じような観点で治療が行われますが，それぞれの疾患に用いる医薬品が全身に作用を及ぼす可能性があるので，合併している疾患や他の臓器への影響を考えることも重要です．

*2 つながり コアカリ F-1 薬物治療の実践 → 7 巻 臨床薬学

　一方，H.H. さんの気管支喘息治療を考えた場合，β作動薬という交感神経刺激薬を服用し，気道を拡張（C-7-11）[*3]させていますが，血管に対しては収縮作用があるため，血圧は上昇し，循環血流量が減少するため，脈拍数が増加します

*3 つながり コアカリ C-7-11 呼吸器系 → 3 巻 Ⅸ. 解剖生理学

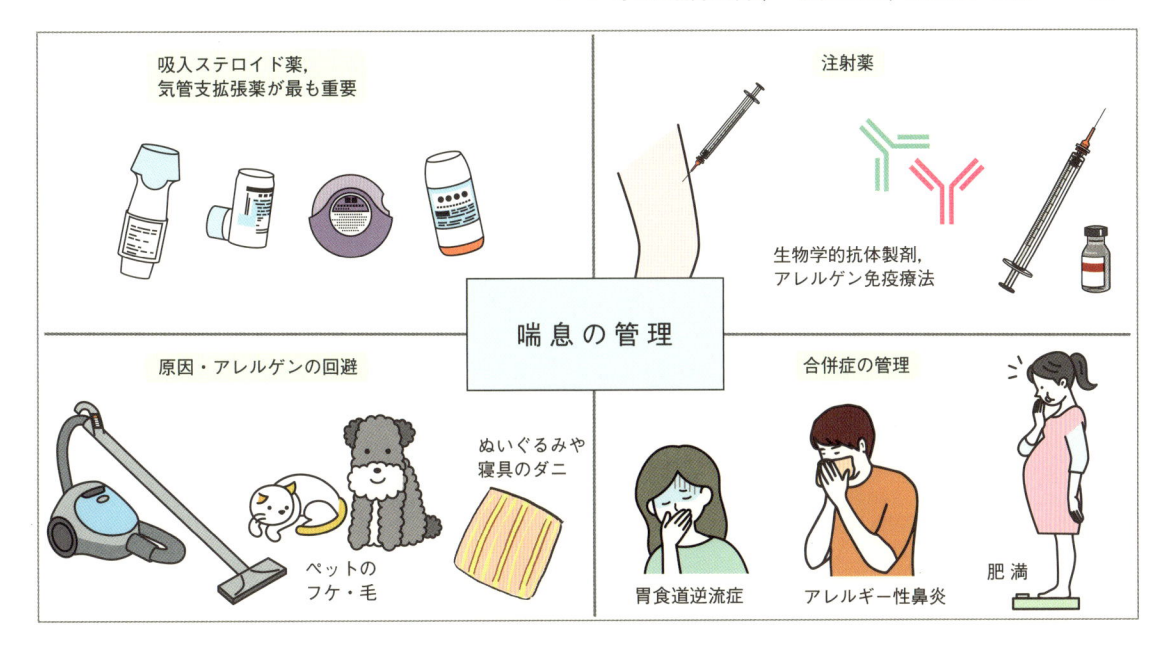

吸入ステロイド薬，
気管支拡張薬が最も重要

注射薬

生物学的抗体製剤，
アレルゲン免疫療法

喘息の管理

原因・アレルゲンの回避

ペットの
フケ・毛

ぬいぐるみや
寝具のダニ

合併症の管理

胃食道逆流症

アレルギー性鼻炎

肥満

図2・8　気管支喘息の総合的な管理

(C-7-8)^{*1}．高血圧や頻脈を合併している場合は，β作動薬による気管支拡張が第一選択にならないこともあるということを頭に入れておきましょう．

　気管支喘息はアレルギー疾患ですから，アレルゲンを避けることも重要です．本章では気管支喘息について説明しましたが，他の多くの疾患についても，基本的には同様の観点，つまり，患者さんの状況にあった薬物治療を行うことと共に，患者さんや家族の生活環境を整え，疾患の予防，再発を防ぐための生活指導が薬剤師にとって重要な仕事です．治療と予防，この二つの視点で国民の健康な生活を守り，その地域で安心して暮らすことができるように支援することこそ，薬剤師の使命（B-1〜B-3)^{*2}なのです．

*1 つながり コアカリ C-7-8 循環器系 → 3巻 IX. 解剖生理学

*2 つながり コアカリ B-1 薬剤師の責務，B-2 薬剤師に求められる社会性，B-3 社会・地域における薬剤師の活動 → 2巻 社会と薬学

2・3　学んだ症例の深化，一般化と研究，業務改善への道

　本章では，一つの疾患に罹患している1人の患者さんの症例を紹介して話を進めました．5年生で医療現場で経験する"臨床における実務実習"では，患者さんは必ずしも一つの疾患に罹患しているのではなく，多くの疾患に苦しんでいる人が多いことに気づくでしょう．実習では期間が限定されますから，経験できる症例の数も限られますので，疾患を網羅的に学ぶことは難しいです．

　"臨床における実務実習"で学んだプロセスを一般化（概念化）し，さらに深めるためには，経験した症例の過去を知り，そのときの対応と，今後どのような支援が必要か，という時間の流れを考えて行動することと，現在対応している患者さんの病態は，この疾患のどのような病期（段階）なのか，ということをしっかりと把握して，同じような経験を積んだ仲間と共有することが大切です．個々の症例を経験しただけで終わらせるのではなく，1例ごと，1回ごとの患者さん

との対応を具体例として積み重ね，共通のプロセスや考え方を身につけ一般化するとともに，その患者さん特有の状況をしっかりと記憶することで，医療人としての概念が広がり，個別対応に幅が出てきます．

　1例では共通の点を見つけることは困難ですから，概念化はできません．複雑な症例や例外的な症例であると気づくことや，それらに適切に対応するためには，まず，共通点を一般化して概念として捉えることから始め，コツコツと積み上げてゆくことが最も近道です．

　実際の医療現場には解決すべき課題がたくさん存在しています．今，置かれた立場で何が問題なのか，解決するためにはどのような課題があるのか，しっかりと分析，解析することが始まりです．分析だけで終えてしまうのではなく，その課題が，すでにどこかで誰かが解決しているのに自分の環境では実現できていないことなのか（既知），それとも人類の誰もがまだ解決していない問題なのか（未知）を区別することを論文や情報から検索することが最も重要です．未知と既知を区別することが，研究テーマの発見，あるいは業務改善につながります．研究だけが医療の発展なのではなく，業務改善は医療の質を向上させます．どちらも医療の発展，社会貢献につながります（図2・9）．医療人にとってこれらを極めることがとても重要な使命です．

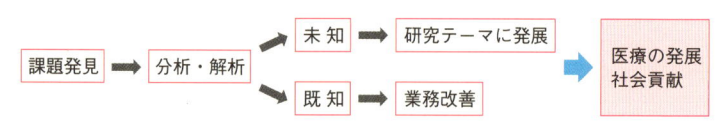

図2・9　研究と業務改善——医療の発展に寄与しよう！

　コラム　　　新スタンダード薬学シリーズは"つながり"を大切にします

　コアカリでは，"他領域・項目とのつながり"を意識して学修することを重要視しています．そのため，本シリーズでは，本章同様，そのとき学んでいる内容と関連のあるコアカリ項目を側注に示します．

　また，第2巻以降では，各部・章の中扉（図）に"他領域・項目とのつながり"を含めたコアカリ本文も記載されていますので，これから何を学ぶのか，何を身につけるべきかを意識しながら学修していきましょう．

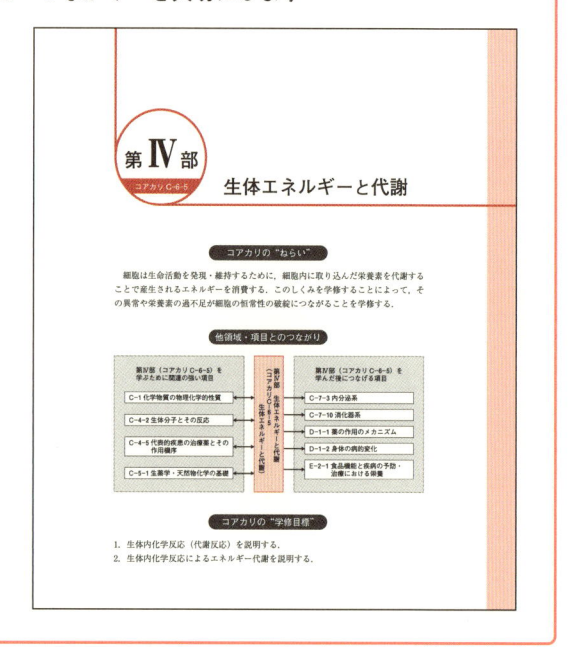

第3章 今，活躍している薬剤師
私たちの先輩はどのような貢献をしているのか

地域で住民（全世代）の健康増進に貢献
　　生活に寄添う薬剤師
　　予防医療に取組む薬剤師
　　薬剤師業務を科学的に評価する薬剤師
　　終末期医療に携わる薬剤師

薬物治療の個別最適化を実践
　　高齢者薬物療法の質向上を担う薬剤師
　　がん患者ケアを支える薬剤師
　　小児在宅医療に関わる薬剤師

地域で住民（全世代）の健康増進に貢献

生活に寄添う薬剤師

藤 田 知 子

は じ め に

　私は，"ドラッグストア"とよばれる業態で一般用医薬品，健康食品・サプリメント，一般医療機器の販売，日用品の販売を中心に，処方箋調剤にも従事していました．ここでは，私がドラッグストアの薬剤師としてどのような仕事をしていたか，そして生活者にどのような情報提供していたかについて紹介し，地域に根ざす薬局の在り方について述べたいと思います．

　ドラッグストアを利用するのは，周辺に居住する生活者です．病院に通院し，処方箋を持ってこられる方もいらっしゃいますが，多くは健康な方で，日ごろ気になる症状があれば医薬品や健康食品を購入し，あるいは日々使用する化粧品を求めて来店されます．私は，それらの商品を販売する傍ら，健康相談に応じることで，その地域の生活者の健康をサポートするのがドラッグストアで働く薬剤師の使命であると思っていました．しかし，ドラッグストアにはヘルスケア商品だけでなく，殺虫剤，洗剤，石けんなどの日用品も多種多様にあり，それらは公衆衛生に欠かせない商品で"使わなければそれでいい"というわけにもいかず，"それがないと困る"商品です．そして公衆衛生の観点からも薬剤師のアドバイスが必要であると気づきました．

生活に寄添うきっかけとやりがい
（1）虫よけ剤の販売

　人体に対して使用する虫よけ剤の多くは"ディート"という成分が使われています．2005 年，ディートを含む虫よけ剤を"生後 6 カ月未満の乳児に使用禁止"するとの通達*がありました．蚊が媒介する病気もあり乳幼児らが野外活動する際に虫よけ剤は必要です．今まで使っていたのになぜ乳児に使用禁止となったのか，代用できる商品はないか，この情報さえ知らない生活者にどう伝えるか．生活者が安全で衛生的に暮らすために必要な商品とその情報提供の必要性を感じました．そのほか，"紫外線からこどもの肌を防御しつつ安心して使える日焼け止めはどれがいいか"，"家の中にゴキブリがいるようなので，殺虫剤を使用したいが，赤ちゃんやペットがいる部屋に使用してもいいのか"など，日常生活での不都合な事象を解決できる商品を提案し，適切な使用方法を説明することは，薬剤師が"ヘルスケアを支援し，リスクを回避する"重要な仕事だと感じました．

　このように，生活者からの質問に対応していくには，あらかじめ情報を収集しておく必要があります．当時，ドラッグストアには病院の DI 室（医薬品情報室）

*"ディートを含有する医薬品及び医薬部外品に関する安全対策について"（薬食安発第 0824003 号，平成 17 年 8 月 24 日）．

DI：drug information

のような部署はありませんでした．複数の店舗が営業し，それぞれに寄せられる質問にリアルタイムで対応するために，DI室を設置しました．その結果，"薬剤師の視点"で正しい情報と迅速な返答が可能になっただけでなく，質問を集約したことで，"日常生活で困っていること"，"商品を使用する際に疑問に感じること"など生活者目線で欲しい情報を把握することができました．それらの情報をまとめ，情報発信（"DIニュース"Q＆A集）をすることもできました[*1]．

(2) ヘルスケア情報の提供

多くの人がインターネットを使用する昨今，さまざまな情報がインターネット上にあふれ，正しい情報もあれば，誤った情報もあり，また状況に合わない回答を見ることがあります．間違った情報をうのみにすると健康被害を起こしかねません．だからこそ，実際に商品を販売し質問に対応し，ヘルスケア情報を提供する場所が地域に必要であると思います（図）．ある事例を紹介します．

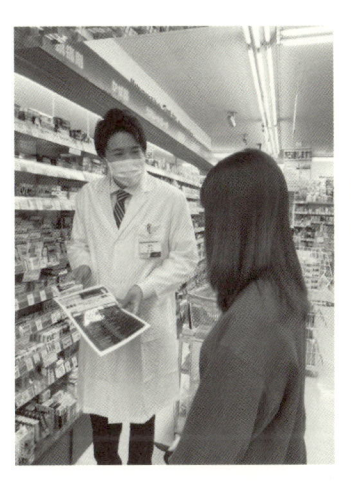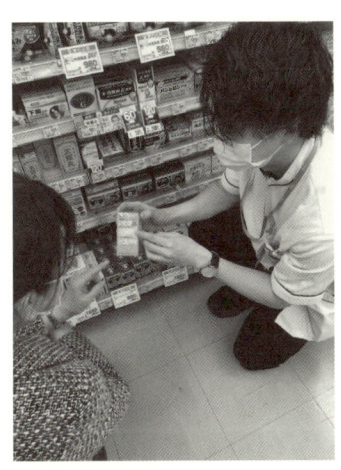

図　ドラッグストアで生活者に情報提供する薬剤師

いつも日用品を購入される女性からの質問です．"この店で購入したヘアカラーで髪を染めたあと美容院でパーマの施術を受けようとしたら，今日はパーマできませんと断られました"と購入された商品の空箱をもって来店されました．ヘアカラー商品は，染色メカニズムによりいろいろな種類があります．すべてではありませんが，該当する商品を含め多くのヘアカラーは，"酸化反応"により染まります．一方，パーマは，"還元作用の後，酸化反応"によりウェーブを生み出すので，カラーリングし，その後すぐに，パーマをかけると，その還元作用で染着した色が落ちてしまいます．このことから美容院はパーマの施術を断ったのだと思います．何気なく使用する日用品のなかには，実験のような化学反応があること，だからこそ適切に使用する情報を提供しなければならないと再認識しました．

(3) 健康維持・増進のサポート

2009年，登録販売者制度が施行されました[*2]．現在，ほとんどのドラッグストアは，一般用医薬品や健康食品，衛生材料や消毒剤，日用品の販売業務を登録販売者が担っています．さらに医薬分業率の全国平均が70％[*3]を超え，ドラッ

*1 大西憲明・小木曽太郎・尾関孝英・戸部敏・宮澤三雄・目澤朗憲・山元俊憲・吉岡正則 監修，"ドラッグストアQ＆A，薬事日報社（2005年）．
尾関孝英・河野武幸・小松龍史・筒井廣明・堀美智子・宮澤三雄 監修，"ドラッグストアQ＆A Part 2,薬事日報社（2011年）．

*2 2006年6月に医薬品医療機器等法（旧薬事法）が改正されたことにより登録販売者制度が創設され施行されました（2009年6月1日）

*3 医薬分業率76％を超えて，80％超えている都道府県数が13（薬事日報2023年5月26日）．

グストアの調剤併設率も増加しました．ドラッグストアにおける薬剤師業務が，生活者の日常生活における健康サポート業務から調剤業務にシフトしてきています．

*1 厚生労働省，"患者のための薬局ビジョン"（2015年10月23日）．

　厚生労働省は"患者のための薬局ビジョン"*1 で，かかりつけ薬剤師・薬局の機能について"医療機関のまわりのいわゆる門前薬局を中心に，調剤に偏重し，要指導医薬品等や衛生材料等を取扱わない薬局が多いとの指摘もあるが，（中略），一定の薬局においては，かかりつけ薬剤師・薬局としての基本的な機能に加え，地域住民による主体的な健康の維持・増進を支援する機能（健康サポート機能）の発揮が期待される"と提言しています．ここに"一定の薬局"として記されている健康サポート薬局の認知度は低く，まだまだ，生活者には，その存在も機能も周知されていません．その結果，"処方箋受付"する調剤薬局と"市販薬や消毒剤，日用品を買う"ドラッグスアとを使い分けているのが現状です．

　私は，これまでのドラッグストアでの勤務経験から，処方箋調剤だけでなく，日用品を含むヘルスケア商品販売の両面で健康維持・増進を支援する機能を薬局はもつべきであると考えます．すべての薬局がその機能をもつときに生活者の意識が変わり，薬剤師は生活者に寄添い，健康をサポートする存在として認知されると思います．

　皮膚に紅斑，さらにかゆみに悩んで，皮膚科を受診した患者の事例です．かゆみや赤みに対処する外用薬とアレルギーや炎症を抑える内服薬が処方されました．虫刺されや化粧品など直接皮膚に影響するものに原因が思い当たらないようなので，普段使用している日用品に着目しました．すると新製品の柔軟剤に変えてから症状が起こったことを確認し，化学物質過敏症を疑いました．衣類用洗剤・柔軟剤に含まれている香料（香り成分）は，化学物質過敏症の原因の一つとされています（"香害"*2 と言われています）．処方箋薬の服薬指導時に，柔軟剤による化学物質過敏症について説明し，柔軟剤の変更を提案しました．

*2 水城まさみ，宮田幹夫，*Jpn. J. Clin. Ecol.*, 29(1), p.10-17（2020）．

　薬剤師法 第1条に，"薬剤師は，調剤，医薬品の供給その他薬事衛生をつかさどることによって，公衆衛生の向上及び増進に寄与し，もって国民の健康な生活を確保するものとする"と記されています．

　医薬品だけでなく日用品を構成している化学物質についても有効性，安全性情報を把握し，適正な使用方法をアドバイスする，日々の健康増進を支援することが薬剤師の責務だと法律で定められています．調剤薬局とドラッグストアは別の業態として区別されるのではなく，地域に根ざした薬局として"ヘルスケアを支援し，リスクを回避する"機能を果たさなければならないと思います．

後輩たちへのメッセージ

　これから，医薬品や疾病について専門的な知識を習得し，臨床現場でその知識を実践する研修を積まれていくわけですが，日々使用する日用品に含まれる化学物質の性質や人体への影響，疾患の背景にある生活環境など公衆衛生もしっかり学び"ヘルスケアを支援し，リスクを回避する"知識を統合的に習得して欲しいと願います．

予防医療に取組む薬剤師

篠原久仁子

は じ め に

　私の薬局は，薬のルーツとなる薬草ハーブ園を所有しています（図1）．東京から茨城の地にて開局した際に，正しい薬の情報を発信することで，地域に健康の花が咲くように，薬剤師の願いを込めて名づけた地域薬局です．毎月のように季節のハーブを使った薬膳レシピと漢方講座，ハーブとアロマセラピーの教室を，開局当初の約30年前から，地域に向けて行ってきました．SNSなどで健康情報があふれる一方で，薬と薬物，ハーブ，危険ドラッグや大麻に関する情報は，間違った薬の情報で薬物依存に陥ったり，オーバードーズで命を落とす事件や事故に巻込まれる痛ましいニュースを耳にします．

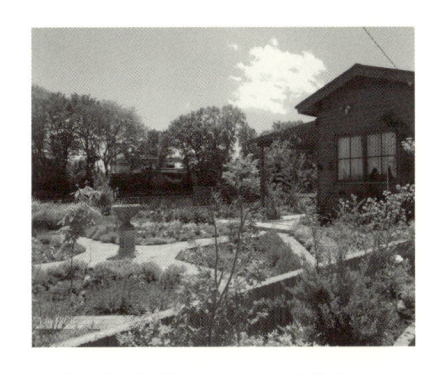

図1　フローラ薬局の薬草ハーブガーデン　薬局に薬草園を併設しています．地域住民や薬学生などを対象に，薬草園を開放してハーブの香りを嗅いでもらいながら，"ハーブを身近に利用する体験"などのイベントや"ハーブと危険ドラッグの違い"や"世界の医薬分業のルーツ"などのセミナーを行っています．

　薬剤師法 第1条には，"薬剤師は，調剤，医薬品の供給その他薬事衛生をつかさどることによって，公衆衛生の向上及び増進に寄与し，もって国民の健康な生活を確保するものとする"とあります．

　薬局は，地域のなかで，地域住民の健康なときから，病気や介護が必要になったときにも，地域住民の薬と健康管理に一生関わっていくことが，本来のかかりつけ薬剤師・薬局の役割であると考えています．

　現在，茨城と東京の2箇所に薬局をもち，薬局内だけでなく，茨城と東京の小中学校に出向いて，薬物乱用防止活動や薬剤師会や医療機関，行政とも連携した地域住民への禁煙支援，糖尿病検査による糖尿病の早期発見，受診勧奨にも力を入れています．

　また医療・在宅介護関係者，学校保健関係者とのセルフメディケーション講座，行政の健康増進課らと笠間市の糖尿病重症化予防事業，おいしく減塩料理ができる薬膳教室などの地域の健康づくりイベントが好評となっています．こうした健康教室を薬局内外で開くことで，処方箋なしでも，薬局を訪れることのでき

る健康相談，予防医療のきっかけとなっています．

　厚生労働省から発表された"患者のための薬局ビジョン"（図2）では，"門前"から"かかりつけ"，そして"地域へ"をテーマに，医薬分業に対する薬局のあり方が大きく見直されました．地域包括ケアのチームの一員としての"かかりつけ薬剤師・薬局"へ，物から人への機能の転換と再編が求められ，地域包括ケアのなかで果たすべきかかりつけ薬剤師機能が重視されています．

　すなわち，病気になってから処方箋調剤のために薬局に訪れるのではなく，これからの日本では，多職種と連携して地域住民の維持・増進を積極的に支援する機能をもつ健康サポート薬局が求められています．

　私の薬局も健康サポート薬局として認可され，薬剤師活動を実践しています．

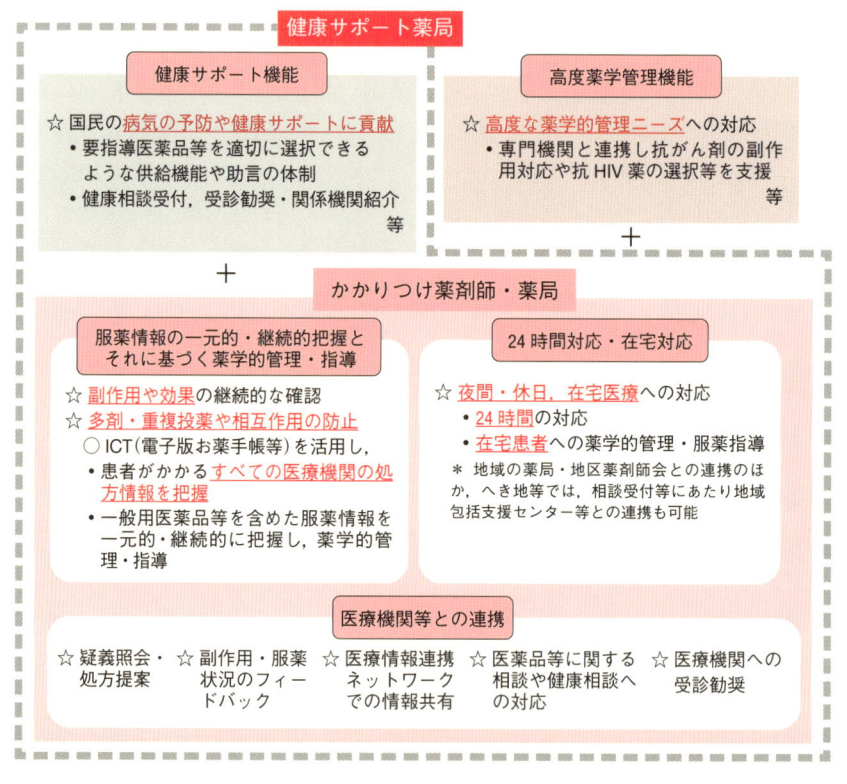

図2　患者のための薬局ビジョン　厚生労働省，「患者のための薬局ビジョン」～「門前」から「かかりつけ」，そして「地域」へ～"（2015年10月23日）．

予防医療に取組むきっかけ

　私がこうした予防医療に取組むきっかけとなったのは，そのころ薬学部が4年制だった時代に，私が薬剤師免許をもち，医療薬学の大学院に進学し，患者のベッドサイドに立った際に，薬剤師としての力不足を痛感したことです．腎不全と心不全で目の前で死に直面している患者さんに，この場合どのような薬をどのくらいの量を調剤したら救うことができるのか，薬学で学んだ知識を目の前の患者さんに応用することができず，薬剤師免許の取得がゴールでないことを痛感したことでした．以来，患者さんの生涯に寄添って，人生の最後まで必要とされる

薬剤師になりたいという思いが，自分の目標となり，病院と薬局で勤務しながら，研鑽を積んできました．

　その後，自分の父が長年の喫煙が原因で，肺気腫と腎不全にもなりました．在宅医療で苦しむ父をみて，予防医療や重症化予防が大切なことであると感じました．もし私が小学校時代にたばこの害を学び，父の禁煙支援ができていたら，父はこんなに息苦しい死に方をせずに，重症化を予防できたのではないかと後悔し，次世代の子ども達への喫煙防止教室と薬物乱用防止教育は，薬剤師としての私のライフワークになりました．

医師と薬剤師会と大学の共同研究で推進した地域の禁煙支援の取組み

　薬局では，保険調剤による禁煙指導のみならず，喫煙歴が少なく保険適応にならない若い世代への市販薬での禁煙支援，学校薬剤師として地域での薬物乱用防止・喫煙防止教育などに関わる機会もあります．

　実際に，私の所属する茨城県の笠間薬剤師会と県立病院の禁煙外来の医師と大学薬学部，笠間市の健康増進課と連携・共同研究で，地域の禁煙支援プロジェクトを実践しました（図3）．茨城県で最初に公共機関の敷地内禁煙化を進め，地域の健康増進大会では，禁煙相談ブースで禁煙に役立つアロマセラピー講座も開催し，禁煙相談から受診勧奨，OTC医薬品での禁煙支援の相談も行いました．

(a)

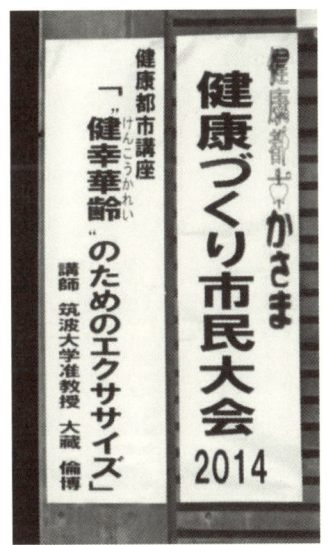

(b)

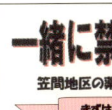
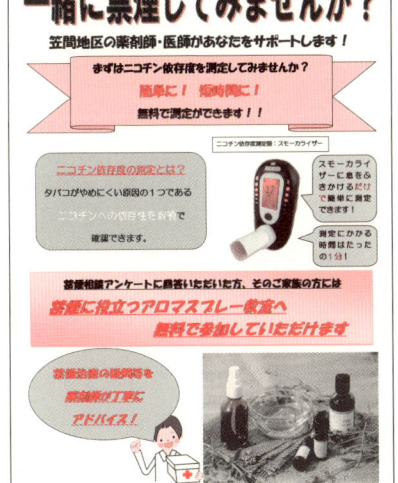

図3　禁煙啓発と禁煙支援への取組み
笠間医師会，笠間薬剤師会，大学薬学部，県立病院禁煙専門外来医師，笠間市健康増進課と連携して，禁煙啓発と禁煙支援の介入研究を実施しました〔(a)は市民講座，(b)は啓発イベントの例〕．

禁煙支援，喫煙防止の予防医療の取組むやりがい

　禁煙治療はOTC医薬品による自己治療と，保険適応による医療機関での治療の両方が可能です．私達の笠間モデルの禁煙支援では，禁煙を希望している来局者には，医師のもとでの治療が必要であるか否か，そのほかに，保険適応の条件に当てはまるか否かの情報を収集したうえでトリアージを行い，必要により受診勧奨を行いました．健康サポート薬局の要件である研修も，こうしたセルフメ

ディケーション支援の範囲と受診勧奨の目安を修得することが求められています.

　このプロジェクトでは，薬剤師が医師らとの協議により禁煙治療の共同薬物治療管理のプロトコルを作成しました.

〈OTC医薬品による禁煙治療の範囲〉

　OTC医薬品による禁煙治療として設定したセルフメディケーションの範囲は，1）喫煙本数×年数＝200未満の保険適応の条件に入らない場合，2）医師が管理すべき疾患を合併していない場合と考えました.

〈受診勧奨〉

　ただし，医師との協議の結果，1）喫煙本数×年数＝200以上のほか，3）疾患はなくても1日の喫煙本数が40本を超える場合は，ニコチン依存度が高く，市販薬では禁煙効果が不足するため，医療機関管理の目安と考えました.医療機関への紹介状を作成し，受診勧奨を行い，かかりつけ薬剤師・薬局として処方箋調剤による禁煙治療を連携しながら支援します.

　禁煙を成功させるカギは，薬剤師からの積極的な禁煙の啓発と禁煙治療開始初期の介入・禁煙支援により禁煙治療の継続を支援することで，禁煙治療薬の副作用にも対処，アドバイスすることで，医師単独によるよりも，薬剤師との支援，連携によって，禁煙成功率が高い成果をあげました.

　薬剤師会や大学研究者，医療機関，笠間市の健康増進課らの行政とも連携・協力して行う，笠間モデルの地域連携による禁煙支援は，薬学雑誌に掲載される学術論文としての成果も得られました.研究発表をする意義は，これらと同じ方法で取組めば，全国どの薬局でも同様の禁煙啓発から禁煙治療を推進することができ，多くの患者の健康増進に貢献することができます.

後輩たちへのメッセージ

　国家試験に合格し，知識やスキルを能力としてもっていても，社会に出れば薬剤師としての能力を実際に患者さんのために，地域住民のために貢献できたかが，問われます.地域の住民の健康な生活を確保するために，変化する社会ニーズにも対応して，常に新しい知識を身に着け，最善のサポートができるように，薬剤師は生涯研鑽していく必要があります.薬の意義，歴史，薬学の視点から，倫理観をもって判断してください.そこで解決できない問題は，是非研究にもチャレンジして，より多くの患者さんに役立つ解決法を発見できる薬剤師になって欲しいです.

　当薬局では，毎年当薬草ハーブ園のハーブを使ったしめ縄飾りの教室を行っていますが，欠かせない薬草が南天です.南天の実は咳止めになり，葉からはトラニラストという抗アレルギー薬が発見されました.南天の葉が，お祝いの席のお赤飯に添えられるのも，葉には，防腐作用があるからで，南天は"難転"という困難が転じるという縁起の良い意味もあります.これからの薬剤師人生において，困難なことにも遭遇すると思いますが，目の前の患者さん，地域住民の健康を守る薬剤師として，活躍してくれることを期待しています.

薬剤師業務を科学的に評価する薬剤師

岡 田 浩

は じ め に

現在私は，薬学部の社会・薬局薬学という研究室を担当する教授です．私の大学での仕事は，地域医療，社会薬学，医療安全などの講義を行い，研究としては薬局での薬剤師業務についての臨床研究をおもに行っています．

しかし，もともとは薬学部を卒業して 10 年間は地域の保険薬局で働いていました．働いてみて驚いたのは，薬局を訪れる患者さんのほとんどは，高齢で高血圧や糖尿病などの慢性疾患をもっており，患者さんの多くはいつの間にか顔見知りになるということでした．

糖尿病で血糖値が改善しないことに悩む患者さんも多く，よく相談される患者さんのなかには，しだいに自分なりの方法を見つけて血糖値を改善させていく方もおられます．薬剤師のちょっとしたアドバイスなどが，患者さんのアウトカム[*1]にどの程度影響しているのかを知りたくて，薬局のデータを解析してみたり，どのような手法が行動変容[*2]を起こすのにいいのかなど，さまざまなことを日々試してみながら働いていました．このような薬局での試みを，臨床研究として学会発表や論文にしていたところ，今の仕事につながっていきました．

薬局での臨床研究を始めたきっかけ

薬局で働いていると，薬局を訪れる患者さんの多くは高齢で，高血圧，糖尿病，脂質異常症をもつ慢性疾患の患者さんでした．これらの患者さんたちは，長年同じ薬を飲み続けていて，私が薬の説明をしようとすると "薬の説明はいらないよ．だって，10 年以上飲んでるんだから，薬とはあなたよりも付き合い長いんだ" と言われてしまう始末です．ところが患者さんは，薬について説明はいらないと言う一方で，"糖尿病の血糖コントロールが悪いから HbA1c を改善したいがどうしたらいいのかわからない" といった相談をよくするのです．食事や運動の習慣を自分だけで変えるのは，やはり難しいのだとわかりました．

患者さんから聞かれる生活習慣と血糖値との関係などについて，資材（図 1）を自作して患者さんに配布してみると，薬局で簡単な資材を配布するだけでも，血糖値や血圧が改善していく患者さんが一定数いることに気づきました．この資材を渡した患者さんたちのデータをまとめて，症例報告として学会で発表し，論文にして投稿してみました．

私が薬学部で在籍していたのは分子生物学の研究室でした．基礎研究と臨床研究は，研究手法に違いがあり，卒業後勤めていた薬局で臨床研究を行うには，臨

*1 **アウトカム**："成果"，"結果" と訳されることが多いが，医療においては治療や支援などによる患者の状態変化のこと．

*2 **行動変容**：行動や習慣が変わること．医療においては生活習慣が変わることをさすことが多い．

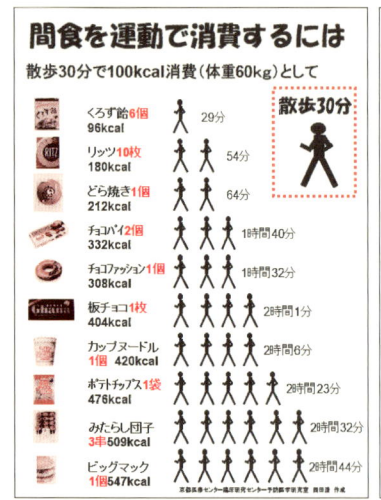
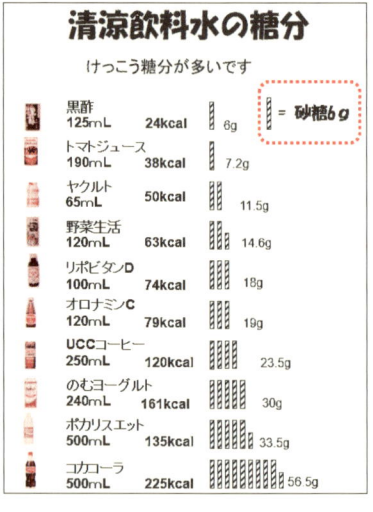
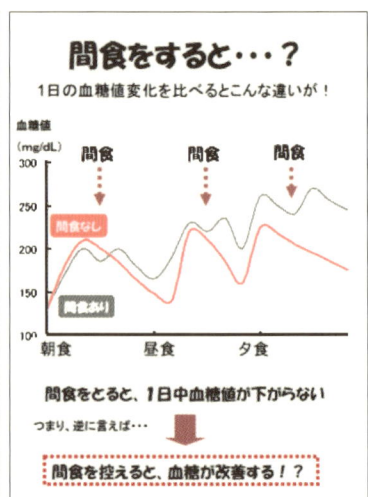

図1　薬局で患者さんの質問に合わせて作成した資材の例（著者作成）

床研究についての知識やスキルが不足していることを感じていました．周囲に臨床研究に詳しい人もほとんどいないため，臨床研究の手法について指導が受けられたらと考えていました．卒業後3年目，臨床研究に詳しく，国の大規模臨床研究の研究計画書をつくった先生が京都におられると聞き，何か助言をいただけたらと思い，たずねて行きました．そのことがきっかけとなり，先生の研究室で非常勤の研究員にしていただけることになりました．

　その後，念願だった薬局での臨床研究について，研究室の研究員になったことで実施することができました．さらに臨床研究について体系的に学びたいと思い，同じ京都にある公衆衛生専門職大学院（School of Public Health）に入学し，公衆衛生学に必要な疫学と統計学などを学び“社会健康医学博士”（Doctor of Public Health）を取得しました．

　学位取得後は海外の共同研究者からの誘いを受け，カナダの大学で薬局薬剤師が糖尿病患者へ薬剤処方を含めた支援を行うことの効果に関する研究を行いまし

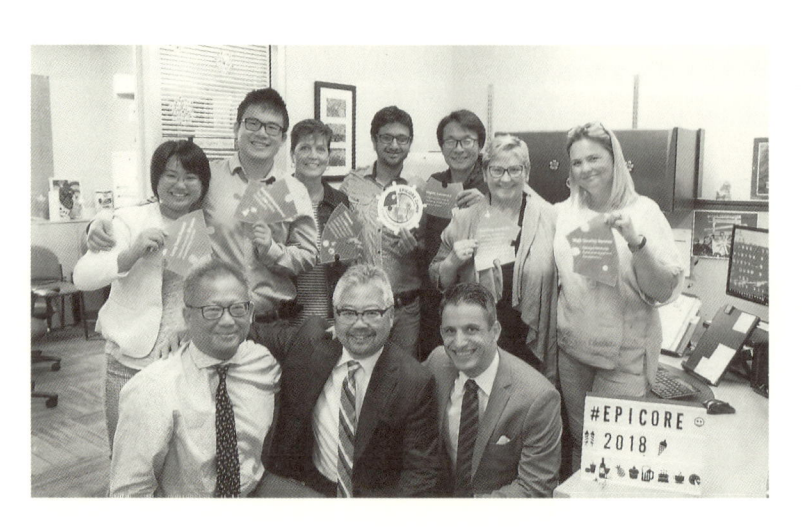

図2　アルバータ大学（カナダ）EPICORE センターにて　医学部の臨床研究を支援する部門で，生物統計家，プログラマー，プロジェクトマネージャー，疫学専門家がチームで働いていました．後列右から3人目が私です．

た（図2）．2年後カナダから帰国し，母校の公衆衛生の大学院で臨床研究を教える経験した後，現在，大学の薬学部で社会薬学や地域医療について教えています．地域での薬剤師業務の広がりに伴い，行政や企業と協力して臨床研究や地域での健康支援事業など，幅広い仕事をしています．

臨床研究に取組むことのやりがい

薬局の薬剤師のころ，患者さんから日々さまざまな相談を受けて頼りにされたり，感謝されることが私の仕事への大きなモチベーションになっていました．

いつの間にか私は，毎月お会いする顔なじみの患者さんと薬を渡す際に短時間でも言葉を交わすことが楽しみになっていました．そんな患者さんがしばらく薬局に来られなかったりすると気になって心配になったりもしていました．薬局で薬剤師は薬を袋に詰めて渡しているだけだと口の悪い医師から言われたこともあります．しかし，患者さんのなかには，薬だけでなく食事や運動などの生活習慣を変えてみようかなど，薬局での関わりが患者さんの健康に多少なりとも影響を与えていると感じています．その影響がどの程度なのか？　どのような方法であれば実装可能なのかを私自身が知りたいと思っていました．患者アウトカムと薬剤師の働きかけの効果をデータとして見えるようにすることは，多くの人の協力と多くの時間が必要で，それらを解決するためのさまざまな工夫が必要でした．10年以上の時間がかかりましたが，薬剤師としての介入が患者アウトカムに影響していることを可視化できたときは，達成感とともに大きなやりがいを感じました．また研究に参加してくれた多くの薬剤師さんたちと親しくしていただけたり，研究の成果を喜び合えたりできることは貴重な経験でした．

薬剤師としての経験から印象的に残ったエピソード

ある日，薬局へ目を真っ赤に泣き腫らして来局された女性の患者さんが"次回からインスリン注射にすると言われました，これって私の糖尿病が悪くなったってことですよね"と薬剤師免許を取得してすぐの私に泣きながら言うのです．彼女のあまりの大きな落胆ぶりに私はあまり声もかけられず，ただただ話を聞くのみでした．彼女は7年前に健診で異常が見つかり，すぐに2型糖尿病と診断されたとのことでした．彼女の話では，最初は糖尿病になったということが本当にショックで，職場まで毎日40分歩いて通勤していたことなどを話してくれました．また，一番下に小学生の娘さんがおられ，彼女が成人するまでは目が悪くなったり絶対にしたくないと話をされました．

薬局でお話したのはせいぜい10分程度だったと思うのですが，患者さんは話していくうちにしだいに元気になり，"以前のように歩いて仕事に行ったら血糖値はよくなりますか？"や"血糖値が良くなったら先生はインスリンじゃない治療にしてくれますか？"といった質問を私に投げかけました．

私は少し話を聞いたくらいだったにもかかわらず，1カ月後，彼女の血糖値はどんどん改善していきました．私は患者さんに対してはお話を聞いただけにもかかわらず，私のことをしだいにとても信頼してくれるようになりました．いつの

【文 献】
1) H. Okada *et al.*, *Pharmacology & Pharmacy*, 7, p.124-132 (2016).
2) H. Okada *et al.*, *BioScience Trends*, 11, 6, p.632-639 (2017).
3) H. Okada *et al.*, *Hypertension*, 74, 6, e54-e55 (2019).

間にか私の呼び名も"薬剤師さん"から"岡田先生"に変化していました．

　薬剤師になってすぐに経験したこの事例は，薬局の薬剤師は単に薬物療法にとどまらず，患者の生活全般にわたり，心理・社会的な部分まで患者さんを支援することが仕事であるということを教えてくれました．

後輩たちへのメッセージ

　私にとって，薬局の仕事は患者さんから頼りにされたり，さまざまなことを相談されることは，本当に面白く，やりがいのある仕事でした．患者さんから相談されたことは，他の患者さんも同じような質問を受けるので，調べて資料にして患者さんに渡して差し上げるとびっくりされたり，感謝されたりする経験は本当に貴重でした．薬局に勤務している薬剤師以外の人からは，薬局では単に薬を渡しているだけと思われるというのはちょっと残念でした．しかし，薬剤師が単に薬を渡す以外にも地域住民の健康に貢献していることを明らかにすることも，実は薬局の薬剤師しかできない仕事であり，自分の仕事の価値を明らかにすることも専門職の役目ではないかと思うようになりました．自分自身は，自分の仕事がどの程度患者さんに貢献しているのか臨床研究で明らかにする経験ができたことは大変面白かったです．今後，皆さんも臨床の現場で，多忙とは思いますが，職能の一部としてぜひ行っていってほしいと思っています．臨床の現場のことを知っているのは，そこで働く人だけなのです．

終末期医療に携わる薬剤師

雜 賀 匡 史

はじめに

私は臨床の現場で活躍する薬剤師を目指し，大学院では臨床病態学を専攻しました．大学院卒業後，先進的な取組みを行っていた海外の薬剤師に興味をもち，カナダ留学をしました．帰国後は大学院や留学時代の学びを活かすため，病院薬剤師として従事しました．その後，さまざまな縁があり 2010 年から在宅訪問を行う薬局に就職しました．

今でこそ薬剤師の在宅訪問は当たり前のように行われていますが，当時はさほど世間に周知されておらず，“薬剤師が在宅訪問して何をするの？”といった声をよく耳にしました．私自身，病院薬剤師をしていたころには患者宅を訪問するなど考えもしませんでした．

病院薬剤師時代は，自分の担当していた入院患者が回復して退院すると，退院後の様子を知る機会がほとんどありませんでした．患者が継続して外来受診していれば様子はわかるかもしれませんが，地元のクリニックに受診先を変更する患者も少なくありません．入院していた患者のその後は，気にかかっても知ることが困難な環境でした．元気になって退院したのだから，きっと自宅でも元気に過ごしているだろう．そう考えていました．しかし薬局薬剤師として在宅訪問するようになり，この考えは間違いだったと気づかされたのでした．

〈入院と在宅医療の違い〉

病院の役割は，病気の治療やけがの治癒に主軸がおかれているように思います．患者も医療従事者も，健康な体を取戻すために尽力するので，医療に対して積極的な介入がしやすい環境にあります．医療を中心として考えることができるため，患者にとってベストの治療法や治療薬を選択しやすい環境にあります．

一方で在宅医療は，医療が必ずしも患者の中心に存在するとは限りません．在宅は人々が生活を送る場所です．私たちは医療を受けるために生活をしているわけではありません．生活を送っているなかで，その一部として医療を受けるわけです．医療を中心にまわっているわけではないので，生活に支障を来すような医療であれば受けないという選択もありますし，たとえ治療効果の良い薬であっても，生活を送るうえで使用が困難な環境であれば使わないという選択もあります．血液検査なども患者が希望しなければ無理に実施しない，という環境が在宅で医療を受ける環境になります．

その人の生活を第一に考え，その人にとってベストではなくベターな医療を探り，生活に寄添いながら提供していく医療が在宅医療です．

〈退院後の患者の生活〉

病院を退院した患者は皆が元気に過ごしてくれているものと思いがちですが，退院後の患者を待っている世界は，そう優しいものではありません．たとえば，病院では1日4回朝食後，昼食後，夕食後，眠前の薬を時間になれば看護師が運び，服薬を促してくれます．しかし，自宅に戻ればその管理を自分自身や家族などの介護者がすることになります．正確な服薬管理が難しくなるため，飲む時間が不規則になり，飲み忘れや飲み間違いが増える人もいます．正しい服薬ができない結果，退院して間もなくして体調が悪化し，すぐに再入院する人もいます．このような方を一人でも減らすために，在宅訪問する薬剤師が必要とされているのです．

〈チーム医療・介護〉

現代の医療は，さまざまな専門職からなるチームで患者を支える医療が主流となっています．医師，薬剤師，看護師，ケアマネジャー，ソーシャルワーカー，心理士，管理栄養士，理学療法士，作業療法士，言語聴覚士などが一つのチームとなり，おのおのの専門性を活かして一人の患者を支援します．

病院にはこれらの医療従事者がそろっていることが多いため，必要時に直接会って話し合うことができますが，在宅医療現場では事業所の垣根を越えて連携を取る必要があります．また，在宅では医療従事者だけでなく，生活を支えるための介護従事者との連携も欠かせません．

在宅ではクリニック，訪問看護ステーション（訪問看護・訪問リハビリ），薬局，居宅介護支援事業所（ケアマネジャー事業所），訪問介護事業所，福祉用具事業所などが互いに連携を取合い，医療・介護チームを構成しています．それぞれ異なる事業所ですが，患者を中心として一つのチームとして動いています．

介護支援専門員は，介護保険法に規定された専門職です．居宅介護支援事業所や介護保険施設に必置とされている職種で，一般にケアマネジャー（ケアマネ）とよばれています．保健・医療・福祉の分野に一定期間従事した経験のある人に介護支援専門員の資格要件が与えられています．薬剤師も実務経験を行い，介護支援専門員研修受講試験に合格し，介護支援専門員実務研修の課程を修了することで資格取得することができます．

介護支援専門員のおもな役割は，利用者の心身の状態に合わせて自立した日常生活を営むことができるよう支援することです．在宅や施設で生活する人の相談に応じ，介護サービスの利用調整や関係者間の連絡をとります．また，医療と介護のつなぎ役の役割も担っています．入院生活を送っていた患者が退院して自宅療養に移行する際，または自宅で生活していた人が入院する際，病院と地域をつなぎ，切れ目ない支援体制を整える必要があります．患者の入退院支援の役割を担う病院の地域連携室と連絡を取り，入退院をスムーズに行うための調整も介護支援専門員の大事な役割です．

〈終末期医療〉

終末期とは，以下の三つの条件を満たす場合をいいます[*]．

* 全日本病院協会，"終末期医療に関するガイドライン～よりよい終末期を迎えるために～（平成28年11月）"（2016年）．

① 複数の医師が客観的な情報をもとに，治療により病気の回復が期待できないと判断すること

② 患者が意識や判断力を失った場合を除き，患者・家族・医師・看護師などの関係者が納得すること

③ 患者・家族・医師・看護師等の関係者が死を予測し対応を考えること

　もし皆さんの家族が医師から"これ以上治療しても回復の見込みがありません"と伝えられたとき，どのように考えますか？　医学の進歩にもかかわらず，病気の治療には限界があります．治療の開始・継続・中止の判断が大変難しい場面がありますが，終末期には特にその判断に苦慮する場面が多く，その際には患者の意思を尊重し対応します．薬剤師は医療人として，本人や家族が望む医療の実現に尽力する必要があります．

　人の死は誰にでも訪れますが，本人や家族が望む死に方は，ただ待っていても自然とは訪れてきません．医療・介護の現場では，終末期を迎えた人を目の前にしたとき，本人や家族の意思を尊重し，その想いを実現するための努力が日々行われているのです．

ケアマネとしての関わりとやりがい

　私がケアマネとして関わった人に，末期がんのおばあさんがいました．病院に入院中で，入院前は夫と一緒に2人で暮らしていた方でした．がんが全身に転移し，これ以上の治療は困難と医師から告げられました．入院中に病院の地域連携室から弊社の居宅介護支援事業所に連絡が入りました．"末期がんで余命数カ月の人が自宅に戻りたいという希望をおもちです．ケアマネの担当をしていただけませんか？"という内容でした．

　当時はまだ薬局を開局しておらず，私はおもにケアマネジャーとして仕事に従事していました．

　末期がんで余命数カ月と聞き，すぐに決断をする必要があると感じ，一つ返事で"受けさせてください"と答えました．状況を確認するために病院で開催されたカンファレンスにおもむき，本人，ご家族（夫），医師，看護師から詳細を聞きました．

　病院で初めて本人と夫に会いました．2人とも病状を理解されており，残り数カ月という命の期間も受け止めておられる様子でした．"これからの期間をどのように過ごしていきたいですか？"と聞くと，本人は"家に帰りたいです"と一言言ってくれました．夫は涙ながらに"自宅で，自分の手で看取ってやりたいです"と話してくれました．

　この本人と夫が発してくれた言葉を受け止め，次に病院の医師と看護師からこのような話がありました．"今は点滴で痛みを抑えていますが，自宅に戻ると再び痛みが増す可能性もあります．自宅では病院のように24時間体制で点滴治療を行う環境が十分に整わないかもしれません．当院には緩和ケア病棟という痛みや苦痛を取除くための専用の病棟があります．この病棟では継続して今の治療を

実施できますし，急変時にもすぐに対応が可能です．ただし，新型コロナ感染症が流行しているので，ご家族の面会は1日15分と制限させていただいております"．このような言葉をかけられ，本人と夫にはしばし沈黙の時間が流れました．帰宅したことで痛みが増し本人が辛い思いをするのであれば病院に留まることの方が良いはずです．しかし，余命数カ月にもかかわらず二人で過ごす面会時間が1日15分に制限されてしまうというのは，すぐには受入れ難いことだったでしょう．"環境が整うまでは入院していましょう"ということでこの日のカンファレンスは終わりました．

このカンファレンスに出て，環境を整えるのはケアマネである私の役割だと実感しました．そして，私は2人の意思を尊重することを最優先に考えました．つまり，2人を1日でも早く住み慣れた自宅に帰すために何ができるのかを考えました．

はじめに，帰宅後に必要な医療環境を整えることです．自宅に訪問してくれる訪問診療，訪問看護，訪問薬剤師を手配しました．訪問薬剤師とは，在宅訪問時携行品（図1）を持参し，患者の自宅療養生活を支える薬剤師です．カンファレンスのときに使用していた注射薬やカテーテルなどをメモしておいたので，それらを使用できる医師，薬剤師を探しました．麻薬の注射薬を使用していたため，麻薬取扱者免許をもち在宅で看取りを行っている医師，麻薬を扱い無菌調剤を実施している薬局を探すことになりました．クリーンベンチ（図2）や無菌室を整えた無菌調剤に対応している薬局は数が限られているため，病院の医師や看護師が自宅に帰宅させることを躊躇した気持ちも理解できます．幸いなことに，医師も看護師もすぐに見つかり，薬局は知合いの薬剤師に依頼しすぐに手配することができました．

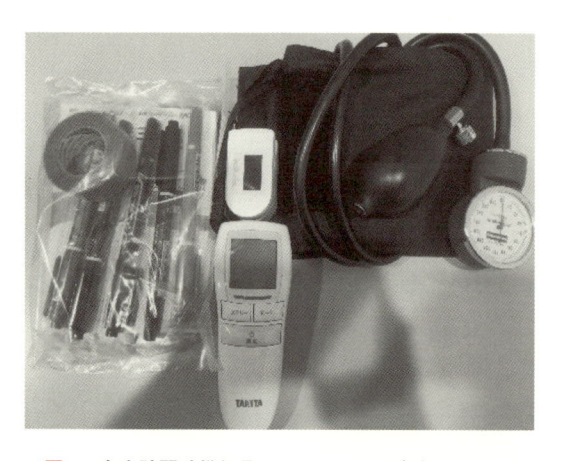

図1 在宅訪問時携行品 マジックペン各色，マスキングテープ，パルスオキシメーター，血圧計，体温計，お薬手帳，小袋（パック）．マジックペン各色は，一包化した薬を用法ごとに色分けする際に用います．マスキングテープはお薬カレンダーを自宅の壁に貼ったり，一包化した薬と一緒に漢方薬や貼付剤を分別する際に用います．簡単にはがせてあとが残らないので便利です．

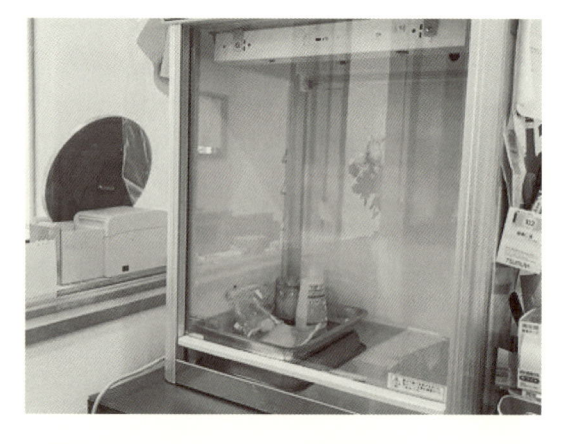

図2 クリーンベンチ 中心静脈栄養療法に用いる輸液に混注する際や，携帯型ディスポーザブル注入ポンプに麻薬を混注する際など，無菌状態で医薬品を取扱う際に用いる機器．

　次に，自宅での生活環境を整える必要があります．病院のベッドと同様の電動ベッドを手配することで，本人が寝起きしやすくなるだけでなく，夫も介護がしやすくなります．歩行時に必要な手すりも必要です．身の回りの世話をしていただくために訪問介護も検討しましたが，"できるだけ自分で看病したい"という夫の想いを尊重し，訪問介護は必要があればすぐに手配するということで見送りました．

　在宅での医療，生活環境が整い，カンファレンスから数日後には希望通り帰宅することができました．どの事業所も1日でも早く帰宅させたいという想いで動いてくれた結果，このようなスピード感で退院が決定しました．

　病院のように24時間医療従事者がそばにいてくれる環境から，夫と二人きりの環境に変化することに多少の不安はありましたが，在宅にもすぐに駆け付けてくれる医療従事者がいることと，帰宅後の2人の嬉しそうな表情を見ることで，その不安は和らぎました．

　退院後も病状は日々刻々と悪化していきました．使用する麻薬の量も増えていき，医師や看護師の緊急訪問の頻度も増してきました．苦痛を感じる時間を少しでも短くするために，臨時で処方が出れば薬剤師が迅速に薬の手配をしてくれました．本人の意識は徐々に薄れていきましたが，訪問時には笑顔もみられ，夫もいきいきと妻の看病をされている姿を見ることができました．

　退院して2週間ほどが経過した朝，夫から連絡が入りました．涙声で聞取ることがやっとでした．"今朝，妻が汗をかいていたのでベッドを起こして服を着替えさせていたんです．そのときフッと力が抜けて，私が抱きかかえるようなかたちで息を引取りました．一時は自宅に二度と帰って来られないと思っていたけど，最期に一緒に過ごすことができて幸せでした．理想的な看取りをすることができました．何から何まで本当にありがとうございました"．このような言葉を私にかけてくださいました．

　電話を切った後，私が最も強く感じたことは安堵の気持ちでした．2人の希望を叶えることができた．帰宅させたことは間違いではなかったのだと，そのときに実感することができたのです．

　この方のように，在宅における終末期医療には多くの職種が関わりをもちます．医療従事者と介護従事者がそれぞれの役割を担い，1人の患者と家族の希望を叶えるために行動します．関わる職種の誰一人として欠けては成り立つことがありません．病院のように同じ建物の中に常駐しているわけではありませんし，関わる患者ごとにチームの構成員も変わります．しかし，患者を中心として事業所の垣根を越えて連携を取合うことで，同じ目標をもった一つのチームができあがるのです．

薬剤師としての関わりとやりがい

　終末期になると体や治療のことだけでなく，仕事，家族，将来への不安や苦悩を経験します．

　患者の訴える身体的な痛みに対しては，全身状態から適した薬を選択すること

が，苦痛を緩和した療養生活につながります．薬剤師は薬の鎮痛効果や眠気，便秘などの副作用を見極め，必要に応じて医師に用量や薬剤の変更を打診します．

　終末期の患者は状態が日々目まぐるしく変わるので，一度決めた薬を漫然と継続使用しているだけでは十分な治療効果は得られません．薬剤の種類を変更しながら副作用の改善や鎮痛効果の増強につとめる必要があります．使用する薬剤も嚥下機能に応じて変化します．経口剤や貼付剤だけでなく，注射剤が用いられる場合もあり，注射剤を無菌調整し提供できるような薬局体制が必要です．また急変時には営業時間帯を問わず対応することも求められるでしょう．在宅訪問時にはあらゆることを想定して訪問します（図1）．終末期医療に関わることは決して容易なことではありませんが，患者や家族にとってかけがえのない残された時間を大切に使っていただくために，薬剤師の積極的な関わりが必要とされています．

　薬剤師は医師や看護師と比較すると，必ずしも看取りに慣れている職種ではありません．看取りやお悔やみの言葉をご家族にかけることに躊躇する人もいるでしょう．もっと何かできたんじゃないかという疑念を抱くこともあるでしょう．しかし，幸せな看取りに関わることのできた薬剤師は，その役割を十分に全うしているように思います．

　住み慣れた自宅で最期を迎えたいという人を，希望どおりに自宅で看取りできるのは，限られたことなのです．十分な環境が整わなければ希望どおりに自宅で看取ることは叶いません．日本人の約6割は自宅で最期を迎えたいという希望をもっていますが[*1]，実際に自宅で最期を迎えられる割合は約1割で，8割近くは病院で看取りをされているのが現状です[*2]．

　在宅で使用する薬がそろわないことや，急変時に対応できる薬局がなければ自宅で看取りをすることはできません．すべての条件がそろった人のみが希望通り自宅での看取りができるのです．

　看取りに関わることのできた薬剤師は，残されたご家族にぜひ言葉を添えてほしいと思います．希望どおりに自宅で看取りができたのは，幸せなことだということ．その幸せを叶えることができたのは，最期までそばで支えてくれたご家族の力があったからだということ．声を発しなくなった本人に代わり，ご家族に対して労いの言葉かけを差上げましょう．

後輩たちへのメッセージ

　在宅医療現場には薬剤師にしかできないことがあります．薬剤師が関わることで，人生最後の希望を叶えるお手伝いができます．責任も重く大変な仕事ではありますが，尊くてやりがいのある仕事です．一人でも多くの方の希望を叶えるために，薬剤師にできることをしていきましょう．

*1 日本財団，“人生の最期の迎え方に関する全国調査（2021年）”．https://www.nippon-foundation.or.jp/app/uploads/2021/03/new_pr_20210329.pdf

*2 厚生労働省，“人口動態統計年報”（死亡 第5表 死亡の場所別にみた死亡数・構成割合の年次推移）より．

薬物治療の個別最適化を実践

高齢者薬物療法の質向上を担う薬剤師

溝 神 文 博

はじめに

　私は，現在，国立長寿医療研究センターにて薬剤師として勤務しています．おもに携わっている業務は，高齢者薬物療法の適正化です．センターの名称でもある長寿医療の実践と研究，成果を臨床へ還元し，教育を含めた情報発信を行っています．その中で中心となっているのが，ポリファーマシー対策です．ここではポリファーマシー対策に関してご紹介いたします．

　高齢になるほど薬剤数は増加し，75歳以上の4割が5種類以上の薬を服用しているといわれており，高齢者医療にとって重要な課題であるといえます．薬剤数が多い状態がポリファーマシーと以前はいわれていましたが，最近では"ポリファーマシーは明確な数の定義はないものの薬に関するあらゆる不適切な問題のことである"といわれています．ポリファーマシーが関わる問題点としては，薬物有害事象の発現頻度が6剤以上で上昇[1]，処方の複雑化[2]，服薬アドヒアランスの低下[3]などさまざまな問題[4]と関連するといわれています．また，ポリファーマシーは，薬が多いことに注目されがちですが，過小処方の状態が多いとの報告もあり，減らすだけではなく不足していないかといった観点で処方を見直し適正化することが大切です．こうしたことから，処方見直しを一律に行うことは難しく，処方内容だけでなく飲めない状況も適正にすることが必要で，服薬支援や生活環境の調整などを考慮して処方を見直す必要があります．国立長寿医療研究センターでは，多職種協働で処方を見直す"高齢者薬物療法適正化チーム"を2016年に結成し活動しています（図）．

　ポリファーマシーに対する多職種カンファレンスに関しては，処方を検討する

[1] T. Kojima *et al.*, *Geriatr. Gerontol. Int.*, **12**, 4, p.761-762 (2012).

[2] N. Mansur, A. Weiss, Y. Beloosesky, *Am. J. Geriatr. Pharmacother.*, **10**, 4, p.223-229 (2012).

[3] E.R. Hajjar, A.C. Cafiero, J.T. Hanlon, *Am. J. Geriatr. Pharmacother.*, **5**, 4, p.345-351 (2007).

[4] K.K. Viktil *et al.*, *Br. J. Clin. Pharmacol.*, **63**, 2, p.187-195 (2007).

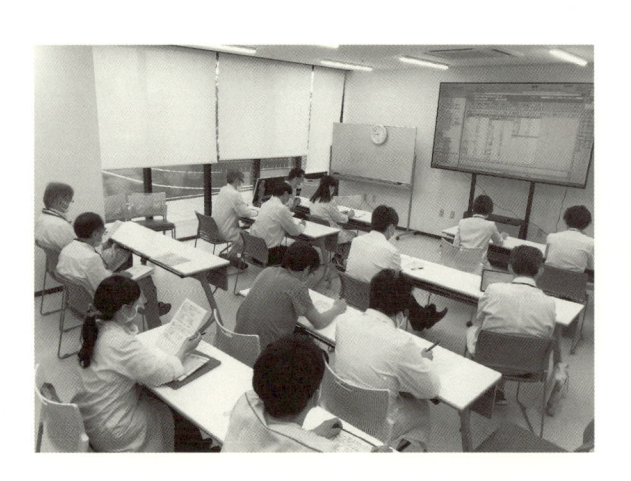

図　国立長寿医療研究センター高齢者薬物療法適正化チームの活動風景

際に詳細な薬歴など薬に関する情報を収集し，医師や薬剤師だけでなく，服用状況の把握，薬物有害事象の発見をはじめとして，薬物療法のさまざまな場面で多職種間および職種内の協働が重要です．たとえば，看護師は患者・家族とコミュニケーションを頻繁にとり，また患者の生活状況を直接把握することで，服用状況，薬物有害事象が疑われるような症状，患者・家族の思いといった情報を詳細に収集し，多職種に提供することが求められます．入院中は，専門性の異なる医師・歯科医師，薬剤師，看護師，管理栄養士，療法士などさまざまな職種による処方見直し検討チームを必要に応じて組織することも一つの方法です．カンファレンスなどを通じて情報の一元化と処方の適正化を計画的に実施することで，処方医とコミュニケーションすることも容易となります．入退院に際しては，入院前および退院後の処方医とも連携を取り，処方意図や退院後の方針について確認しながら進めることが大切です．退院後の継続的な見直しと経過観察につながるよう退院後の処方医に適切な情報提供を行います．病院の薬剤師も，退院後利用する薬局の薬剤師およびその他の地域包括ケアを担う職種に，入院中の処方変更とその理由，気をつけるべき薬物有害事象や服用上の注意点などについて情報を提供することが望まれます．

ポリファーマシー対策を手掛けたきっかけ

　私がポリファーマシー対策を始めたきっかけは，ポリファーマシーに関する研究を薬剤部で行うことになったことです．ポリファーマシーの研究を始めたのが2009年ですが，このころ，ポリファーマシーに関する研究は日本ではほとんどされておらず，言葉すら知られていない状態でした．世界中の論文を調査するうちに非常に重要な高齢者の薬の問題であるにもかかわらず，日本ではほとんど行われていないことに気がつき，実践および研究を始めました．当初は，病棟で小規模な処方提案を行っており，医師からは煙たがられる存在であまり対応してもらえなかったのを覚えています．しかし，ポリファーマシー対策を大々的に行うきっかけができました．それは日本老年医学会編の"高齢者の安全な薬物療法ガイドライン2015"の作成に関与し，"薬剤師の役割"という章に携わったことです．高齢者の薬物療法に関して薬剤師がどのようなことを行えばよいか明記できたことにより活動を行う意欲となりました．さらに翌年の2016年にポリファーマシー状態の患者に対する保険点数として，薬剤総合評価調整可算が開始されたことで病院全体の組織としてチームをつくるきっかけとなりました．開始時の算定要件は入院前に6種類以上の内服薬が処方された患者について，総合的に評価および調整し，退院時に処方する内服薬が2種類以上減少した場合に算定可能でありました．2020年4月からは，2段構えの算定となり，多職種によるカンファレンスが必須となり，チームでの活動を後押しするかたちとなりました．

高齢者医療に関わるやりがい

　やりがいは何かと聞かれると非常に難しいです．小児医療などとは異なり，高齢者医療は健康増進・生活の質（QOL）の向上を図ることを目的としています．

つまり，治癒が目的ではなく，患者がどのように最期を迎えるかを一緒に考えることも必要となります．そのため，ポリファーマシー対策では，ベネフィット・リスクバランスが重要であるためガイドラインどおりの治療とならないこともしばしばあります．こうしたことを患者や家族とじっくり話し合い向き合い，治療の方向性や価値観を共有することが大切です．話し合いを通して患者さんや家族との信頼関係を築くことができ，希望に寄添った医療を提供できることだと思います．

ポリファーマシー対策を通じて印象に残ったエピソード

　ポリファーマシー対策で印象に残った患者やエピソードはいくつかありますが，NHK の "おはよう日本" で取上げていただき，ポリファーマシーの問題や病院薬剤師のポリファーマシー対策を全国に知っていただくことができたことではないでしょうか．活動を始めたきっかけにも記載しましたがほとんど知られていなかったポリファーマシーという言葉が全国ニュースで取上げられたときは感動しました．また，ポリファーマシーは医療者が対応するだけの問題ではなく，薬の使用者である患者が薬の益と害について正しく理解しないと対策が進みません．その理由は，医療に対してフリーアクセスであるがゆえに中止したとしても患者が欲すれば，元に戻ることが多くあるからです．そのため，ポリファーマシーの考え方を一般に広めることも重要な薬剤師役割であるといえます．

後輩たちへのメッセージ

　ポリファーマシー対策を含めた高齢者の薬物治療は，現在どこの医療現場でも遭遇する最も一般的な問題であるといえます．治療期間が長く，薬歴が複雑となること，他の医療機関からの引継ぎで処方歴がわからなくなることなど多いです．薬剤が起因する老年症候群（ふらつき・転倒，食欲低下，便秘など）が薬で発現することが多いです．しかし薬物有害事象と判断されず新たな処方につながる処方カスケードに陥っていることが多く，処方の負の連鎖を止めることが薬剤師に求められています．解消するには経験が必要となりますのでぜひさまざまな患者と深く接してみてください．

がん患者ケアを支える薬剤師

川 澄 賢 司

はじめに

　近年，がん化学療法は入院より外来治療に移行しており，多くの治療が外来管理下で実施されています．治療開始前に患者は医師から説明を受けますが，診察時間は限られており，すべて理解できずに不安が強い方も少なくありません．そこで薬の専門家である薬剤師から，薬効や副作用について丁寧に説明を受けることにより，患者の治療への理解度の向上や不安感の軽減につながっています．国立がん研究センター東病院（以下，当院）では，外来がん化学療法導入時もしくは導入前に薬剤師から治療スケジュールや副作用対策などの注意点についての説明を全患者に行っています．おもに点滴の抗がん薬を投与する外来化学療法室では，医師・看護師・栄養士など他職種とのチーム医療は不可欠であり，さまざまな角度から患者の安全性を保持しつつ，治療継続する体制が確保されています．さらに経口抗がん薬治療を受ける患者に対しては，医師の診察前に薬剤師が面談を行う"薬剤師外来"を開設して患者ケアを実施しています．一般的な病院薬剤師の業務は，医師から内服薬や注射薬の処方がされた後，調剤・監査を経て，患者が薬剤を使用時に服薬指導を実施します．薬剤師外来では，医師の診察前に薬剤師目線で経口抗がん薬の飲み忘れや飲み間違え（アドヒアランス）を評価し，副作用発現の状況確認や副作用発現時の対処方法のアドバイスを行っています．事前に抗がん薬治療に伴う問題点を薬学的観点より抽出し，診察前に医師に情報共有することで，医師も患者の問題点に気づきやすくより安全な治療が遂行できるようになります．また医師の診察前に副作用対策の薬剤提案や残数調整などを行う機会が多いです．

病院と薬局が連携してがん患者をサポート

　最近では外来がん化学療法をより円滑に行うために，地域の薬局薬剤師との連携も不可欠になってきています．院外処方箋の発行率が95％以上の当院では，経口抗がん薬を含む処方箋の多くを院外の薬局薬剤師が対応しています．そこで地域医療連携（薬薬連携）の上手な活用を行っています．薬剤師は，調剤後の患者フォローが義務づけられています（薬剤師法 第25条の2第2項）．特に抗がん薬の副作用発現率は一般薬よりも高く，患者は自宅で副作用を経験することより，定期的に薬局薬剤師より患者宅に電話によるフォローアップを行う体制が広まっています．病院の受診日以外で薬剤師からフォローアップされることで，患者の安心感や副作用の早期発見につながっていると考えます．電話フォローアッ

プで得られた情報は，緊急を要する場合は速やかに病院に報告されます．一方で緊急を要さない場合は，診療情報提供書（トレーシングレポート）にて病院に情報共有される場合が主流です．当院ではトレーシングレポートの記載内容は外来担当の薬剤師が毎日確認しており，次回の医師診察時に情報共有しています．地域医療連携を活用することで，病院のみならず地域でがん患者をサポートする試みが全国的に広がりつつあります．

"薬剤師外来"を手がけたきっかけ

当院では医師の診察前面談である"薬剤師外来"を 2009 年に開設しています（図）．当時は注射抗がん薬を含む患者にのみ，外来化学療法室専従の薬剤師が治療中に服薬指導を行っていました．経口抗がん薬治療患者は，医師の診察後は病院薬剤師の介入はなく，院外薬局で服薬指導を受けていました．そのような状況のなか，経口抗がん薬である S-1（テガフール・ギメラシル・オテラシル配合剤）による重篤な有害事象による緊急入院が当時問題視され，医師のみの副作用管理の限界が取立たされていました．そこで病院薬剤師による副作用管理の強化が依頼され，医師の診察前に薬剤師による副作用発現状況の評価と副作用対策への患者指導を実施することになりました．経口抗がん薬についても注射抗がん薬と同様に副作用が発現すること，近年の分子標的治療薬の発展に伴う特徴的な副作用が発現すること，飲み忘れなどが治療効果に影響する可能性があることなど，薬剤師が関与する機会が多いことに気づかされました．現在では医師診察前面談は全国的にも拡大していますが，当時は実施している施設もほとんどなく先駆的な取組みでした．

(b)

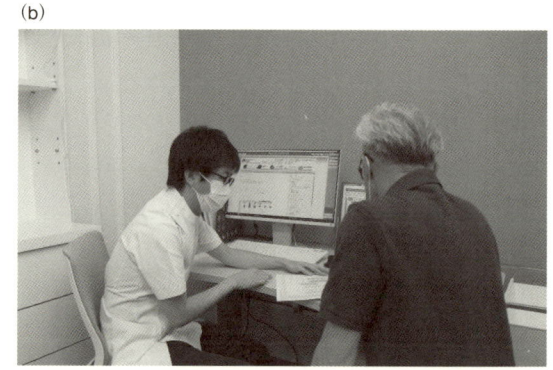

(a)

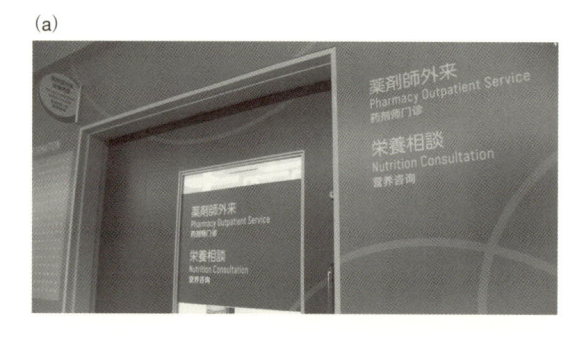

図　**薬剤師外来**　薬剤師外来室の外観（a）と患者面談の様子（b）．

地域医療連携に関しては，前述したとおり当院は院外処方箋率が 95 ％以上であり，抗がん薬治療中の患者の多くは院外の薬局薬剤師が服薬指導などを担っています．しかし保険薬局では，病院と比較すると患者情報が極端に少ないことが問題視されています*．患者情報が少ないなかで，抗がん薬のような厳格な管理が必要とされる薬剤の薬学的管理を実施するのは困難です．当院ではこのような背景から，外来担当薬剤師よりおもにお薬手帳を活用して，保険薬局に対して治療計画を含む情報提供を続けています．また，地域のがん医療に関する知識の底

＊ 徳丸隼平ほか，医薬ジャーナル，54, 5, p.1277-1284 (2008).

上げを目標として，2008年より地域の薬剤師会と連携してがん治療に関する研修会を重ねています．より深い薬学的な介入を目指し，毎月近隣の薬局薬剤師を対象として症例検討会を実施し，互いにスキルアップを続けています．病院と薬局薬剤師の顔の見える関係をつくることで，より患者に寄添った治療を提供することできると考えます．

臨床薬剤師としてのやりがい

　これまでの臨床薬剤師の業務は，医師の診察後に発行される処方箋に基づいて調剤・監査・服薬指導を実施する流れでした．処方自体に問題がある場合や患者指導時に気づいた点などは疑義照会という形で医師に確認することが義務づけられています．しかし，医師は別の患者を診察している場合が多く，同じタイミング・同じ目線で議論することが困難で，悩む薬剤師も少なくありません．また，医師の診察や看護師の問診後に薬剤師から再度症状などを聴取されることが，煩わしいと感じる患者も少なからず存在しますので，円滑なコミュニケーションができないこともあります．薬剤師外来では，病院受診後に最初に薬剤師による問診を行うため，より患者とのコミュニケーションを図りやすいのです．医師は限られた時間のなかで診察を行っており，患者は医師に相談したいことをすべて相談できているわけではないと感じています．そのため診察前に患者の抱えている問題点を聞き取ることにより，患者満足度の向上や医師と患者の関係性の向上への一助となっています．また診察前に薬学的観点からの評価をして，医師に処方提案を含む助言を行うことで，医師は薬剤師の評価を参考にして診察することから診察時間の短縮も寄与しています．薬剤師が処方提案した薬剤が追加となることも多く，自身が提案した薬剤により患者の症状が軽快したときには，大きなやりがいを感じます．また当院含めた薬剤師外来を実施している施設からは，治療関連の緊急入院の低下[*1]，治療完遂率の向上[*2]，治療期間の延長[*3]などの報告もされており，薬剤師が医師の診察前に介入することによるよい効果も期待できます．

*1 洞澤智至ほか，癌と化学療法，**43**, 9 p.1091-1095 (2016).

*2 M. Kimura *et al.*, *Mol. Clin. Oncol.*, **7**, p.48-492 (2017).

*3 M. Todo *et al.*, *Anticancer Res.*, **39**, 2, p.999-1004 (2019).

薬剤師外来の経験を通じて印象的に残ったエピソード

　当院の薬剤師外来では，治療開始から治療終了まで継続した薬学的介入を行っています．治療初期は，治療の効果や副作用の発現など不安になる要素が多いのですが，薬剤師を含む医療従事者が継続したフォローアップを行うことで，患者の不安の解消にもつながっています．副作用が強く治療継続を断念することを考えている患者でも，適切な副作用対策や生活上のアドバイスで症状が軽減し，治療に対して前向きに取組めるようになる場合もあり，継続した介入の意義について改めて実感させられます．医師には相談しにくい内容や相談してもよいかの疑問なども，診察前に確認することができるため，患者–医師間のコミュニケーションを良好に保つことの一助にもなっています．薬剤師は薬の専門家としての役割だけでなく，円滑に治療を継続するための調整役としての役割もあると考えています．

後輩たちへのメッセージ

　がんを患った患者は，命をかけて治療を行っています．がんの診断を受けた直後は気持ちの整理がつかない方でも徐々に受容して前向きに治療を受けられる人もいれば，不安感が強く治療に対しても前向きになれない人などさまざまです．特に初めて治療を受ける方は不安があって当然です．私たち薬剤師から治療や副作用に関する説明を受けることで，少しでも不安を少なくすることはできます．最近では医師や看護師に相談する機会も増えており，薬局の薬剤師と連携するのも効果的です．患者を支援しているのはわれわれ薬剤師だけではありません．他職種とも連携することで，より患者に寄添ったがん医療を提供できると思っています．

　また臨床薬剤師としては大学や現場で習った知識や経験を活かして治療を安全かつ効果的に実施できるように日々研鑽を積む必要があると考えます．近年，がん医療に携わる薬剤師の職能を発揮できる機会はより増えてきています．ここまで発展してきたのは，諸先輩方が必死に頑張った成果です．がん医療に携わる薬剤師のさらなる発展に向けて，一緒に頑張ってみませんか．

小児在宅医療に関わる薬剤師

川 名 三 知 代

は じ め に

小児在宅医療とは，重い疾患や障害を抱えた子ども（以下，患児）が，病院や施設ではなく，自宅で家族と一緒に暮らせるようにする医療です．私は無菌調剤室を備える保険薬局（以下，薬局）で訪問薬剤師として働いており，多機関・多職種連携のもと，患児の成長と家族との生活を支えています．

小児在宅医療を手がけたきっかけ

私が勤務する薬局は小児・周産期医療のナショナルセンターである国立成育医療研究センターから約1 km離れた商店街の中にあります．最先端の小児医療を受けるためにこの地域に引っ越してきたご家族も少なくありません．

小児在宅医療の対象となる患児の多くは，人工呼吸器や中心静脈栄養などの医療的ケアを必要としています．希少疾患ゆえに小児用の医薬品がなく，成人用の錠剤などを現場の薬剤師が散剤へ剤形変更して薬用量を調節することも珍しくなく，医薬品の安全性や有効性に関する十分な情報がありません．また，多くの疾患を合併するために多剤併用となりがちで，相互作用や副作用の予測も困難です．

そして，日本の在宅医療の制度は高齢者を想定してつくられており，介護保険の対象外となる小児の在宅医療では，患児や家族を支援する体制が整わないなか，24時間の医療的ケアを担う家族は，慢性的な睡眠不足や心身の不調を抱えていました．複雑な薬の管理に追われる家族からの要望に応えるかたちで，私たちの薬局では高齢者よりも先に小児科患者宅への訪問が始まっていました．

小児在宅医療に関わるやりがい

患児たちの予後はさまざまで，疾患をうまくコントロールしながら成長して成人期を迎える場合もあれば，短い人生を精一杯生き抜くケースもあります．

患児と家族は，病状の変化に伴う薬剤の変更に対し，さまざまな感情や葛藤を経験しており，それを家族の物語のように話してくれることがあります．"この薬を使い始めたときは遠くの病院に入院していて，家族バラバラの生活で寂しかった"，"あまりに大変な時期で，薬が追加された理由を覚えてない"などと，患児が生まれてからすべてのお薬手帳を日記のように開きながら語ってくれたこともあります．

その個別性の高い薬剤物語（ナラティブ）[1]を傾聴し，薬の専門家として読み解き，"街の科学者"の視点から薬学研究として発信したこと[2]がきっかけで，

[1] 福地智巴，ファルマシア，**52**, 6, p.546-548 (2016).

[2] 川名三知代，薬学雑誌，**142**, 3, p.219-224 (2022).

小児在宅医療の課題を改善する制度づくりに貢献することができました.

　私はこの子たちの疾患そのものを治すことはできませんが, 薬に関する困りごとという社会的な障害を取除くことはできると思いながら小児在宅医療に取組んでいます. 在宅医療において薬を使うことは"暮らし"の一部です. 地域へ医薬品を提供する体制も含めて, 薬の管理の負担を軽減することで"暮らし"を安定させ, 患児や家族の笑顔が増えたとき, 薬剤師としてのやりがいを感じます.

薬剤師としての経験から印象に残ったエピソード

　私たちの薬局で小児在宅中心静脈栄養法の患児への訪問依頼を初めて受けたときのことです. 当時, 無菌調剤設備をもつ薬局はきわめて限られていました (図1). 私たちは高齢者の高カロリー輸液の無菌調剤の経験はありましたが, 細やかな薬用量調節が必要な小児用輸液の無菌調剤は初めてで, "何かあったらどうしよう…"ととても不安でした. しかし, 腸が短いということ以外は健康な赤ちゃんが, 地域に輸液を提供する仕組みがないために退院できずに病院にいるという事実を知り, これは私たちが担わなければならない大切な役割だと思いました. 処方もとの薬剤部の先生も"何かあったら…では何も始まらないんだ. 何かあったらなんとかするから"と背中を押してくれました. そして薬局には, 私以上に熱意と善意と創意工夫にあふれる薬剤師 (薬学博士) がいたので覚悟を決めることができました.

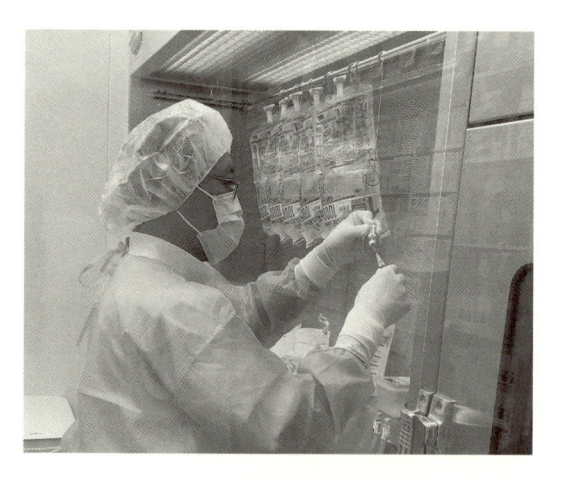

図 1　薬局での無菌調剤の様子

　小児在宅中心静脈栄養法の難しさは, 在宅医療で使用可能な注射薬や医療機器が使える条件が医療制度上限られているため, 入院中に使用している輸液の処方をそのまま院外処方できないところにあります. また, 在宅中心静脈栄養法でも小児に適した高カロリー輸液は限られており, 院外処方可能な注射薬の中から混合可能な注射薬を選んで組合わせて, 入院中の輸液に近い組成を実現し, 在宅で患者自身や家族が中心静脈から安全に投与できる条件を整えたうえで提供しなくてはなりません. さらに, 微生物汚染リスクの高い中心静脈栄養法用輸液は, 薬局で無菌調剤しても長期保存できないことが, このときの大きな課題でした.

　患児の退院前から病院の薬剤部と何度も検討を重ね，私たちからは地域で使用可能な注射薬の情報や高齢者の在宅医療の仕組みを参考に訪問薬剤管理指導計画を提案し，病院の薬剤部ではその計画に基づいて薬局の負担が少なくなるよう処方を調整してくれました．

　患児が自宅へ帰ってきてからは年末年始でも悪天候の日でも，週2回定期的に高カロリー輸液を無菌調剤して訪問しました．トラブル発生時は，病院の多職種と連携して解決策を考えました．やがて患児は経口で食事を摂れるようになり，中心静脈栄養法からの卒業を告げられたとき，こんな幸せな在宅医療の終わり方があるのかと，驚きと感動でしばらく言葉が出なかったことが忘れられません．

後輩たちへのメッセージ

　今では全国に小児在宅医療に取組む仲間がいますが，その数は十分とはいえません．先駆的に取組んできた薬剤師の行動や考え方を，これから小児在宅医療に関わろうとする薬剤師たちに伝えたいと考え，質的研究によって小児在宅医療に関わる薬剤師の実践モデル（図2）を構築しました*.

＊ 川名三知代ほか，薬学雑誌，143, 3, p.281-295 (2023).

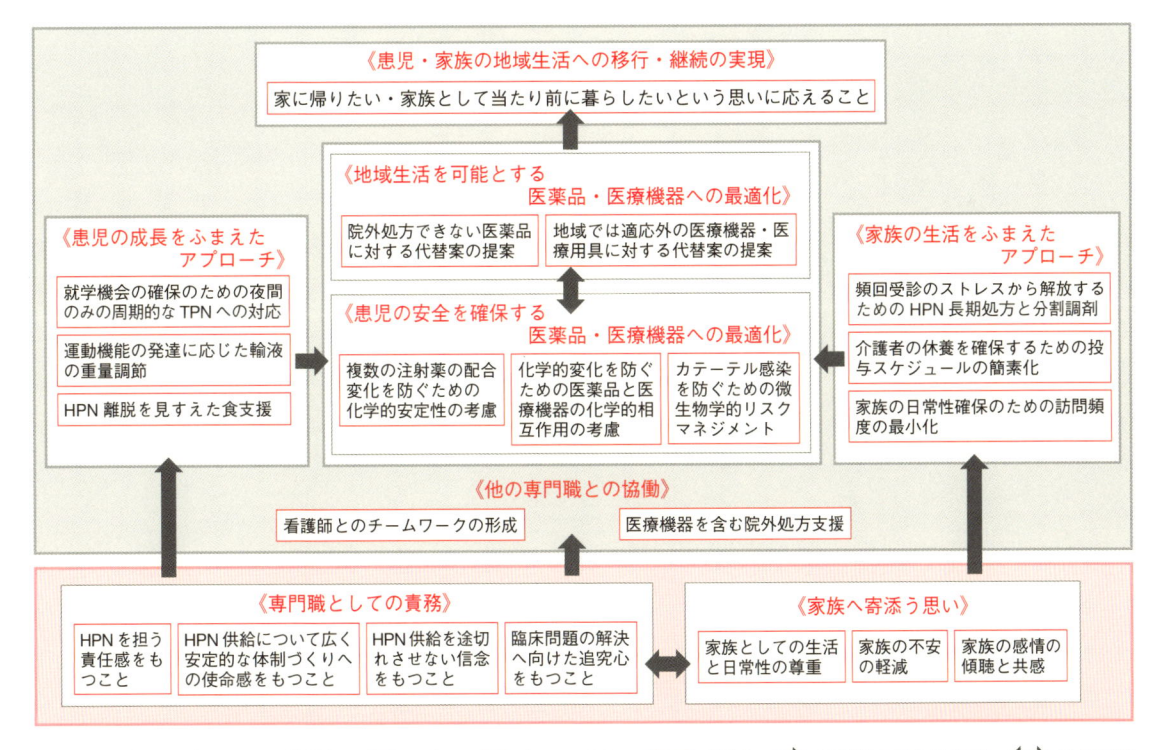

図2　小児在宅医療における薬剤師の実践モデル 《 》はカテゴリー，□は概念，▶は影響を与える関係，◀▶は相互作用．TPN: total parenteral nutrition（中心静脈栄養療法），HPN: home parenteral nutrition（在宅中心静脈栄養療法）.

　質的研究とは，人の気持ちや考え方などの数字で表せない現象への理解を深めるのに有用な研究方法です．また，このような実践モデルが構築されることで，小児在宅医療に関わる薬剤師は，今後起こりうることを予測しながら行動できるようになると期待されます．この研究からは，次のことが明らかになりました．

　小児在宅医療における薬剤師の実践は，"家に帰りたい"，"家族として当たり前に暮らしたい"という患児や家族の思いに応えるための薬物療法のマネジメント・プロセスであり，医師や看護師などの他の専門職との協働のもとで実践されています．このマネジメント・プロセスのなかで薬剤師は，院外処方できない医薬品や地域では使えない医療機器の代替案を考えながら，患児の安全を確保する医薬品・医療機器へと処方を最適化していきます．この臨床判断の際に化学や製剤学などの基礎薬学の知識が活かされ，患児の薬物療法を安全・円滑に地域へと引き継ぎ，患児と家族の生活の中でのより安全な薬物療法へと導いていきます．また，その臨床判断をくだすうえでは，患児の成長と家族との生活を大切に考えてアプローチしていきます．そして，小児在宅医療における薬剤師の実践プロセスの基盤に，"専門職としての責務"と"家族へ寄添う思い"といった姿勢があるのです．

　皆さんがこれから学ぶたくさんの薬学の知識は，患者や家族の思いに応える薬物療法として統合され，課題を解決する力となるはずです．生涯にわたって共に学び，患者や家族の心身社会的な健康を目指して薬学を発展させていきましょう．

第4章

20年後の社会に向けて

4・1　2040年に薬剤師として活躍するには：自分が薬剤師として活躍する時代を考える

4・1・1　は じ め に

　皆さんはどのような志をもって薬学部に入学されましたか．きっと薬剤師の役割や将来について，自分なりによく考えて入学を決めたものと思います．薬学部に入学したからには，薬剤師という職業とその使命，それも現在おかれている状態だけではなく，皆さんが活躍する10年後，20年後の姿を思い浮かべてこれから生涯にわたって学ぶことが大切です．

　理想は現実を測る尺度です．夢や理想はなかなか実現できないものですが，それを常に思い描くことにより，今の自分が見え，これから何をするかが見えてきます．世の中が大きく変わるこれからの皆さんが生きる時代に，薬剤師が国民のため，患者のために「何かできるか」から「何をしなければならないか」という考え方にシフトすることが求められます．まさにパラダイムシフト*が求められる時代に皆さんは生きてゆくことになります．

* p.8 参照.

　日本の医療のこれからは，容易には想像できませんが，今までの歴史と時代の変遷のなかで，これからの薬剤師のあるべき姿，というものを常に考えていくことが大切です．本章では，国民の期待にこたえる真の薬剤師の姿を描くことによって，今後の医療を担う皆さんが，ここに描いた将来よりもさらに発展した国民が生活しやすい医療環境を充実させてくださることを期待します．

4・1・2　皆さんが活躍する時代はどんな時代か

　a. 超高齢社会が進み人口が減少する時代を迎える　　2040年頃の日本は，超高齢社会の転換期 第二次ベビーブーム〔1971〜1974年（昭和46〜49年）〕に生まれた団塊ジュニアといわれる世代が65歳以上，65歳以上の人口が35％以上を占めます．一方，生産年齢人口が54％程度に減少し，文字どおり**超高齢社会**を迎えています．その後も高齢化率の上昇と人口減少が続くことは間違いありません（**図4・1**および**図4・2**）．

超高齢社会

　b. 超高齢社会における大きな問題（特に医療では）は何か　　高齢化率の上昇と人口減少が続くと，どのような問題が生じるでしょうか．特に医療に関わる問題をいくつかあげてみます．

- 年金，医療，介護などの社会保険制度が，現在のシステムでは支えられなくなります．
- 労働力人口の大幅な減少は，深刻な人手不足，特に医療や介護，福祉でのサービスを必要とする人たちに，現状のかたちでは十分なサービスが提供できなくなります．
- 人口の減少が進むと，生活の利便性の良い都市部に集中し，人口の地域偏在による過疎化がさらに進み，その結果，地方では，過疎による連携体制の破綻から，人が住めない地域が増大します．都市部では医療・介護のサービスが追い付かず，十分な介護を受けられずに孤独死していく高齢者が増加します．

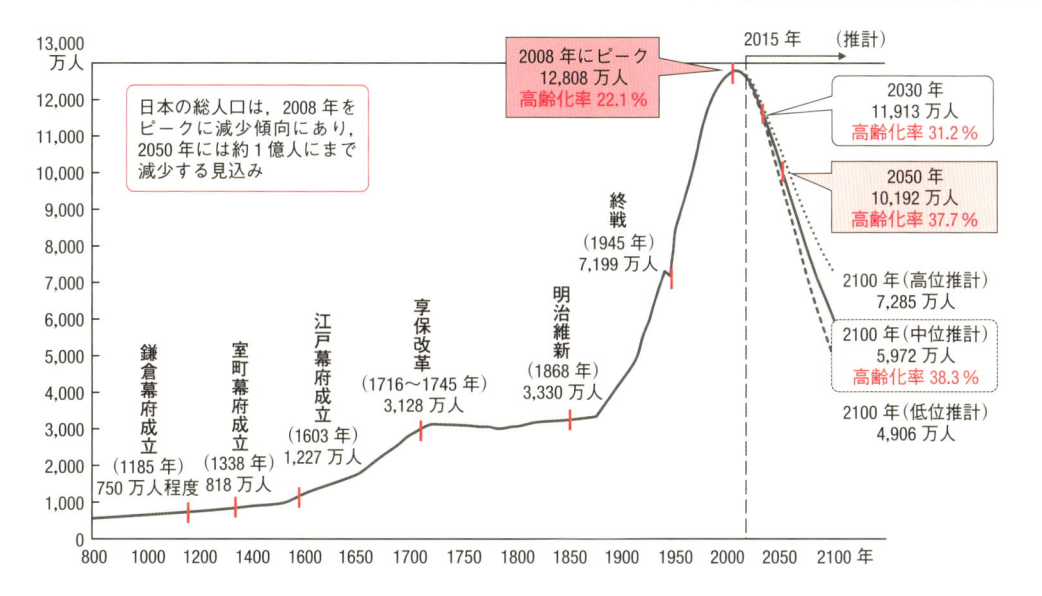

図4・1 日本の総人口の長期的推移と将来推計 国土交通省, "「国土の長期展望」中間とりまとめ 参考資料". 〔1920 年までは, 国土庁 "日本列島における人口分布の長期時系列分析"（1974 年), 1920 年からは総務省 "国勢調査. なお, 総人口のピーク（2008 年）に係る確認には, 総務省 "人口推計年報" および "平成 17 年及び 22 年国勢調査結果による補間補正人口" を用いた. 2020 年からは国立社会保障・人口問題研究所 "日本の将来推計人口（平成 29 年推計）" をもとに作成.〕

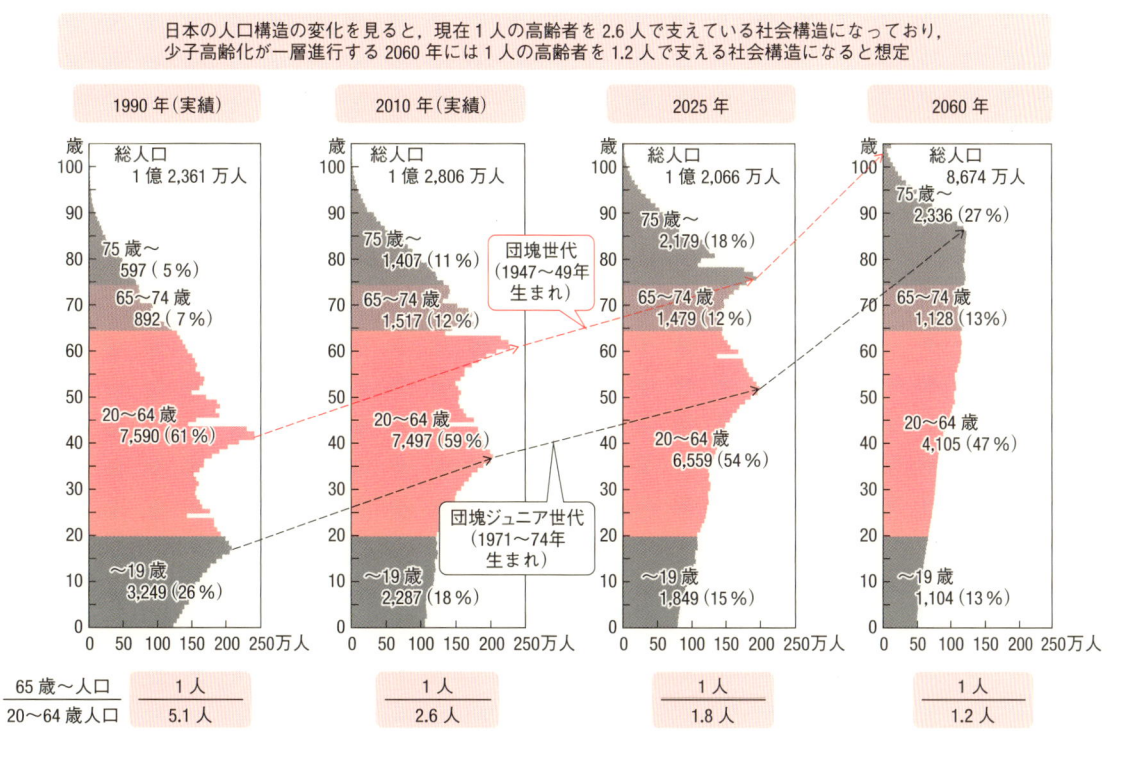

図4・2 人口ピラミッドの変化（1990〜2060 年） 中央社会保険医療協議会総会（第 341 回）資料（2016 年). 〔総務省 "国勢調査" および "人口推計", 国立社会保障・人口問題研究所 "日本の将来推計人口（平成 24 年 1 月推計）: 出生中位・死亡中位推計"（各年 10 月 1 日現在人口).〕

- 税収が減収することにより老朽化した建物やインフラの更新が難しくなり，公共の病院や施設の維持が難しくなります．

c. DX の推進　2040 年に向けては DX（デジタルトランスフォーメーション）が進み，生活様式の利便性がさらに向上することで，仕事や買い物など，今では予想できないことまでデジタル化，オンライン化が進み，多くの場面でロボットやコンピューターが活用されるでしょう．

また，AI（人工知能）の性能は飛躍的に向上し，安全確認や情報の整理などは人間以上に正確に行われ，人間の行う業務を，AI は AI の得意な分野からサポートし，人間の最も大切なパートナーとなるかもしれません．

上記のことから，薬剤師の仕事の内容そのものも大きく変わることは容易に想像できます．

d. 急速に進歩する医療　遺伝子診断，分子標的薬，再生医療など，医療技術は今まで以上に急速に進歩し，医療機器，分析機器は AI などと共に医療に活かされます．今まで治療が難しかった病気や希少疾患の治療法や治療薬が登場し，より患者個々の状況に応じた医療が重要になります．さらに，診断技術の向上により，早期発見，早期治療が容易になり，多くの疾患で価格の安い医薬品（ジェネリック医薬品）による治療が進む時代となるでしょう．このように医療に関する知識や情報は大きく膨らみ，常に医療状況の変化に対応して積極的に学ぶ生涯学習が必要になります．

e. 薬局や病院ではどう変わるのか

- **薬　局：**医療保険制度の財源が逼迫すると，医療機関を制限なく利用することは難しくなります．その分，予防による健康支援，自分で手当てをするセルフケアやセルフメディケーション，病気を重症化させないための支援などが重要になり，薬剤師が必ずいる施設である薬局は地域の人々の生活を支援することが中心となっていきます．薬局は地域住民の健康管理の拠点となり，健康な人から治療が必要な人まで薬剤師の寄与が強く求められるようになります．薬局の薬剤師による臨床への関与が AI などのサポートにより十分に行われ，より的確なセルフケア，セルフメディケーションの提案，健康支援，医療機関への受診へとつながります．

電子処方箋やマイナンバーカードによる医療情報の一元化が完成し，地域の医療機関のカルテ情報が薬局と共有できるようになります．個人の健康情報をもとに，薬の重複投与などの安全性に関しては AI で自動的に確認できるようになり，医薬品の取揃え（調製）は機械化されます．薬剤師が行う調剤は薬物治療の個別最適化を図ることが中心になり，通院や在宅で治療する患者の継続的なサポートを通じて，多職種との情報共有や連携をしながら，問題の特定，解決策の検討や処方医への提案を行います．また，専門性が高い薬局が増え，通院や在宅で高度な薬物治療を受けられるようになります．

- **病　院：**入退院や受診はコンピュータ管理となり，ウェブ予約や連絡が主となります．患者が病院で診察を受けた後，交付された処方箋は自動的に登録された"かかりつけ薬局"に送信され，薬を薬局に受取りにいくことが難しい状況

やリフィル処方箋*の場合は，薬剤師の充分な状況判断のもと薬はドローンなどの最新機器で配達され，合わせてオンラインで薬剤師から指導を受けるようになります．

　病院では，薬局と異なり多くの専門の医療スタッフがいるため，入院患者への薬物治療に特化，深化した業務が求められます．特に，チーム医療はさらに充実し，他の医療スタッフからの相談や依頼に対して，薬剤師としての専門性を意識した十分な情報提供が当然となります．このような薬剤師に求められる役割の変化，医療機器，医薬品の取扱い，AIとの対応は，病院では薬局以上に早い時期から実施されるでしょう．

　病院薬剤師は，勤務する病院が果たす社会的，医療的な役割によって，若干異なるものの，退院後の患者の医療を，地域の薬局や介護施設と相談しながら充実させるという，薬−薬連携の要になる立場になっていきます．

f.　"2040年に活躍する薬剤師"とはどんな人か

● **個別最適化を実現する薬剤師**：機械化やデジタル化が進み，薬剤の調製や処方監査が人間より正確に行えたとしても，個々の患者や生活者の人に合わせた最適な薬物治療の提供や指導は薬剤師が行うことになります．幅広い年齢層，特に高齢の患者から本当の気持ちを聞き出すことが，デジタルデバイスへの入力や，画面に向かって伝達するだけでできるのでしょうか．日頃からの人と人とのつながりを大切に，相手の気持ちになって個々の患者の話をしっかり受け止め，その人に本当に必要な治療や指導は何なのかを考え提案し，実行することは機械ではなく人として薬剤師しかできないことのはずです．薬剤師は，人としての心を忘れず，患者や生活者をさまざまな視点から総合的にみて，その情報から気づきを得て，薬剤師として何を考慮すればよいか考察する能力が求められます．このような支援によって患者や生活者から真に信頼されるようになります．

● **多職種間の連携のキーパーソンとして働く薬剤師**：超高齢社会では，一人の患者に応対できる医師や看護師，薬剤師などの人数は限られます．これを補完するには，医療職間で業務を共有し情報を共有して，一人の患者を何人もが連携してサポートするしかありません．薬剤師は薬局や薬剤部内で，薬だけを扱えば良い時代はすでに終わっています．介護職はじめ多くの医療職が不足している今，薬剤師は薬剤師のためではなく，国民や患者のために薬局や薬剤部の外に出て，大きく職能を広げることが求められます．患者や地域住民の生活を視野に入れた多職種連携を利用して，その地域の住民や患者が直面している課題を見つけ，患者や地域住民を多職種と共に全力でサポートすることが，地域に暮らす人々のQOLの改善につながります．そのような連携を円滑に行うために，薬剤師は患者と医療職，あるいは医療職と介護・福祉職をつなぐキーパーソンとして働くことが必要です．

　医師や看護師とは視点の違う"薬学"という領域の知識を地域社会や医療現場に提供することで，多くの医療職とチームを組んで，薬学的な視点を中心に薬剤師としての観点で患者や疾患などのケアにあたることが必要です．

*　**リフィル処方箋**：症状が安定している患者に対して医師の処方により，医師と薬剤師の適切な連携のもと，一定期間内に反復利用できる処方箋．

QOL: quality of life（生活の質）

- **医療安全・感染制御のスペシャリストとして活動する薬剤師**：デジタル化や機械化が進むなかで最も注意しなければならない点は，システムエラーや基本データの収集不足からくる入力情報の不備です．また，システムを悪用した不適切な医薬品の使用などを監視できるのは，薬に関する幅広い知識を有し，かつ，倫理観をもった薬剤師です．薬剤師の重要な使命の一つは，医薬品を安全に円滑に有効に社会に供給し管理することです．社会のなかでどのように医薬品が流通し，どこで管理されているかを常に把握することで，医薬品の適正で安全な使用を監視し，医薬品を中心とした医療安全に責任者として対応することが求められる時代になっていきます．また，感染症の制御には予防と医薬品が主たる役割を果たすことを鑑み，公衆衛生の指導者として，医薬品適正管理だけではなく，感染予防，感染拡大の阻止についてもその責務を果たさなければなりません．

- **住民の健康をライフステージに応じて支える薬剤師**：超高齢社会で公的な保険などのサポートに限りがある今のシステムでは，自分の健康は自分で守る，あるいは地域の健康は地域全体で守るセルフメディケーションを推進することは最重要課題です．これからの社会では，地域住民が安心して暮らせるために，"ゆりかごから墓場まで"，つまり，平均寿命と健康寿命の差を少しでも減らしてゆくために薬剤師ができることを主体的に探してゆかなければなりません．薬剤師は，乳幼児，小児，成人，高齢者などの年齢層ごとのケアとともに，将来の妊娠に備えた健康管理（プレコンセプションケア），妊娠，出産，授乳婦などの次世代につながるケア，また，終末期などのケアを含め，人のライフステージのすべてに関わっています．また，環境保全やSDGsの推進のなかでは化学物質の専門家としての能力を活かすこともできます．さらに，災害時には医療や衛生環境を守る専門職としても貢献しています．医療職の職能の範囲を超えて，献身的，協力的に貢献できるような意気込みをもって準備することがこれからの薬剤師に強く求められます．

- **社会に貢献する新しいエビデンスを創出する薬剤師**：薬剤師には，科学者としての役割があることを忘れてはなりません．ビッグデータを基盤としたデジタル化やAIなどの精度をあげ，さらに役に立つシステムを創造するためには，薬剤師が専門的な観点で新しい科学的なエビデンスを創出して社会に貢献することが必要です．常に身の回りの現象に科学者としての目で観察し，新しい課題を発見し，その課題の解決策を考え，それが本当に効果があるかを検証していくことを習慣として身につけることが重要です．この習慣があってこそ，科学者としての"研究能力"が磨かれ，時代の先端を切開く研究成果を提供できるようになります．

　研究者の視点として，最も重要なことは，世界が知らない"未知"の課題なのか，自分や周辺が知らないだけの"既知"の課題なのかを見極める力です．"未知"であれば研究テーマに発展する．"既知"であっても，自分が関わるシステムに導入することができれば，業務改善を通して社会の役に立つ底上げが可能となります．"未知"との出会いは，神様から頂くチャンスなのかもしれ

ません．常に，"未知"を見つけるための努力を怠らないことも生涯研鑽の大きな目的です．

4・2　デジタルトランスフォーメーション（DX）の観点から見る 20 年後の薬剤師業務

4・2・1　情報科学技術は薬剤師のパートナーに

厚生労働省が 2015 年に策定した "患者のための薬局ビジョン"* の中に "対物業務から対人業務へ" という言葉があります．これは，薬中心の業務から患者中心の業務へと薬剤師の業務の向かうべき方向性をシンプルに表しています．しかし，"対人" に向かった薬剤師のその先を考えたことがあるでしょうか．臨床では患者にひもづく疾患・医薬品・生活環境などの情報をインプットし，これまでの知識や経験から最適解を導き出すという多面的な検討を伴うプロセスが必要とされます．読者の小学生のころと現在の自分を比べると，知識や経験の蓄積に基づいて成長を感じとることができると思いますが，コンピューターのような高速の演算ができるようになったわけではありません．それは，薬剤師という人間の能力のみに依存すれば，医療の成長を制限することを意味します．本節のテーマである 20 年後の薬剤師の業務というのは，まさにこの制限を取払い元来薬学がもっている臨床におけるポテンシャルを最大化する業務の到来といえるのではないでしょうか．

* p.38 参照.

DX という概念は 2004 年にスウェーデンのウメオ大学のストルターマン教授（E. Stolterman）によって提唱されたものです．いまから約 20 年前の話になります．過去 20 年における携帯電話を介した利便性の向上について考えただけでも，今後の 20 年という時間の中で DX が薬剤師の世界に影響を及ぼすことは想像に難くありません．このような話をすると，薬剤師の仕事は機械にとって代わられるのではと心配になる読者もいるかもしれませんが，"今できないこと" を情報科学技術とともにチャレンジすることで医療に貢献できる機会が広がっていくことを認識する必要があります．情報科学技術とは，潜在的な薬剤師のポテンシャル，あるいは学部での教育を現場で活かすために現実として立ちはだかる障壁を取払えるものとして捉えるとよいと思います．

DX（digital transformation）: デジタルトランスフォーメーション

本節の目的は，薬剤師が人力で実施することは困難ですが，情報科学技術を活用することにより薬剤師の新たな役割が生まれる可能性のある業務領域について述べ，対人業務のさらなる進化のイメージを読者に伝えることです．

4・2・2　一人一人の患者により適した質の高い個別最適化医療の実現に向けて

薬剤師による医療行為がデータとして蓄積されていくことで，人とデジタルが融合した，個々の患者に合わせた質の高い個別最適化医療の提供を実現できる可

能性があります．蓄積された患者データから傾向を把握し，個々の患者に合わせた薬学的アプローチについてデジタルデバイスから提案を受け，患者への説明には virtual reality のような視覚に効果的なツールを用いることが予想されます．なかでも療養中の服薬状況をフォローアップしていくことは，患者情報の収集強化および個別最適化医療の提供の両面において重要な意味をもちます．

　服薬指導に焦点を当ててみましょう．服薬指導というのは，服薬指導時の"現在"から見て，"未来"に起こりうることの情報提供と，"過去"に生じた事象の確認からなります．それは，"患者における現在"を知りうるのは比較的困難であるということの裏返しでもあります．もし，問題が生じている瞬間を知ることができれば，より客観的な情報を背景に，患者に寄添った医療を一段高いレベルで提供できるようになるはずです．

　これを実現するためには，患者と薬局間のモバイルアプリケーションを用いた情報連携が必須でしょう．2021 年に行った服用期間中の患者フォロー用モバイルアプリケーションを用いた調査によると，患者において，2021 年 8〜11 月の間に薬局から送信された質問回数に対する患者回答数の割合は，患者全体の平均が 41.1 ％であり，10 歳未満，50〜70 代で 40 ％を超えていることが示されました．また，それら以外の年代においても 35 ％以上を示し，年代によって大きな差異がなかったことから，世代間のモバイルアプリケーションの活用におけるギャップが少なくなってきていることが考えられます（表 4・1）．20 年後には患者の IT リテラシーはさらに向上していくことを踏まえると，療養中の患者と薬剤師のコミュニケーションが薬局の主要な業務になっていることが推測されます．

　現実には患者が特定の症状を自らの療養上の問題と認識することが難しい場合

表 4・1　服薬期間中の患者フォロー用モバイルアプリケーションにおける年齢階級別の患者回答率[a]

年　代	患者数	質問送信数 A	回答数 B	アラート発生回数 C	アラート対応回数 D	回答率 B/A	アラート発生率 C/B	アラート対応率 D/C
10 歳未満	648	2695	1102	240	192	40.9 %	21.8 %	80.0 %
10 代	315	1527	596	153	112	39.0 %	25.7 %	73.2 %
20 代	478	2303	808	335	235	35.1 %	41.5 %	70.1 %
30 代	630	3542	1317	484	350	37.2 %	36.8 %	72.3 %
40 代	1096	7362	2828	898	611	38.4 %	31.8 %	68.0 %
50 代	1320	8968	3699	1013	673	41.2 %	27.4 %	66.4 %
60 代	1128	8572	3821	980	644	44.6 %	25.6 %	65.7 %
70 代	766	5878	2741	802	507	46.6 %	29.3 %	63.2 %
80 代	279	2186	816	273	185	37.3 %	33.5 %	67.8 %
90 代以上	78	515	181	75	45	35.1 %	41.4 %	60.0 %
合　計	6738	43548	17909	5253	3554	41.1 %	29.3 %	67.7 %

a）亀井美和子（研究代表者），"令和 3 年度厚生労働行政推進調査事業費補助金医薬品・医療機器等レギュラトリーサイエンス政策研究事業「ICT を活用した患者の服用期間中の継続的な服薬指導の実態調査」分担研究報告書"（2022 年）．

があります．たとえば，患者が療養中に咳をするようになってきたとします．その際に，患者は医薬品に原因があると考えるよりも，かぜでもひいたかと判断するのが普通です．こういった場合，来局時に確認をしても，薬剤師に適切に伝わらない可能性が生じます．薬剤師が，"患者における現在"の情報を能動的に取りうることができれば，これまで発見できなかった療養中の問題を検知できるようになります．

　患者への情報提供では，デジタルで行う"テックタッチ"のアプローチ方法と，より介入が必要な患者に向けて薬剤師が 1 対 1 で丁寧にコミュニケーションをとる"ヒューマンタッチ"のアプローチ方法を使い分けていくことが重要となります．現状でも電話を使って療養中の状況を確認することは薬剤師の業務として実施されていますが，マンパワーをふまえると限定的にならざるをえません．"テックタッチ"を活用することでより広範な患者の療養中の状態を把握できるようになり，"ヒューマンタッチ"で対応すべき患者の選択の精度が向上するようになります．また，療養中をサポートすべき患者像というのは疾患や医薬品によってある程度推測できるものではありますが，医薬品の有害事象のように発症を予測することが困難な場合があり，本来，療養中のサポートを必要とするか否かは患者自身にもわかりません．つまり，モバイルアプリケーションの普及が進めば，サポートを必要としている患者に寄添った医療を効率的に実施できるようになるのです．これは，患者が困っているときに薬剤師の職能を発揮できる場面であり，患者の薬剤師に対する評価という意味でも重要なことです．スキルがあっても，それを発揮するタイミングによって相手の評価は大きく異なります．

　薬学部での学びのなかで，患者に起こるさまざまな問題を解決するための提案ができるようになるはずです．しかし，いくら知識を蓄えても患者から情報を取得できなければ宝の持ち腐れです．最新の学問を学び続けていくと同時に，医療でどのようなモバイルアプリケーションが提供されているのかに目を向けていくことが薬剤師の価値向上には欠かせません．そして，忘れてはならないのは患者情報をキャッチアップした後こそが薬剤師の本領の発揮なのです．患者状態の詳細について調査していくのです．これは，医療薬学や臨床薬学だけでなく生理学や生化学などの生体の仕組み，物理化学や有機化学などの化学的考察といった基礎薬学も動員し，患者を総合的に見ていく必要があることを意味します．

4・2・3　データを活用した薬学的考察が当たり前の時代を生きる

　どんな職業であれ，自己の成長を実感することが職業の面白さの中核には必ず存在します．成長の実感というものは，過去の記録と現状との比較のなかで生じるものですが，薬剤師の行動記録については薬歴などに記載してあるものの，"自分の判断が果たして適切であったか否か"という観点では活用されていないのが現状です．自分の行いを振り返り，同僚とともに議論して修正をしていく過程は成長には欠かせません．そして，それが医療の質の向上につながることはいうまでもありません．

　現在，業務に関するデータを電子的に記録している医療機関が増えてきてお

り，今後，この流れはさらに加速していくでしょう．電子データは整理・加工して分析しやすいことが特徴であり，所属医療機関のデータベースにアクセスし，患者課題の解決に向けて情報科学技術を駆使する将来は容易に想定できます．また，薬局においても検査値などのカルテ情報の共有が進むことをふまえると，医師をはじめとする医療チーム全体の判断に役立つ分析が実施できるようになるでしょう．技術というものは，必要とするものがあって初めて役に立つものであり，薬剤師自身がそのニーズを意識したうえで技術の活用を考えない限り未来は切拓かれません．

　患者情報には年齢などの基礎情報のほかに，診療情報，調剤情報，生活情報などの多様な情報が時間軸に従ってひもづいています．そこには，薬剤師による判断の結果を評価するための診察頻度や治療効果などの情報も含まれます．たとえば，一人として同じ背景をもつ患者など存在しない臨床にあって，糖尿病治療に用いる注射剤の指導について考えるとき，指導の内容や頻度に関してどのように判断すべきでしょうか．こういった課題に取組むとき，各因子の相関性を明らかにする情報科学技術を用いれば，治療効果と患者情報との間に思いがけない相関性を見出し，たとえば，“65歳以上で6剤以上の併用薬をもつ患者には3カ月に1度は使い方を確認していこう”といった薬学的考察が導きだせるのです．地域ごとに医師の判断の性質や，生活者の食生活や行動習慣が違うなかで，そこにおけるすべての薬物治療の判断が一緒であることはありえません．その地域にいる薬剤師がデータをもとに現状の生活状況を加味して各臨床判断を分析することで薬剤師の臨床的価値を飛躍的に向上させることになります．

　また，データ分析は，学会発表や論文執筆にもつながります．筆者の以前の勤務先は，高度医療を担うような病院ではなく地域に点在する町の薬局でしたが，透析患者のピロリ菌の除菌治療に関する処方や遅発性ジスキネジアに関して医師から質問を受けて英語の原著論文を探し医師と治療の方針についてディスカッションした経験があります．原著論文を調査すると，臨床にそのまま応用できるような論文はなかなか見当たりません．データ分析を身につければ，学会報告や論文化を通じて臨床課題の解決策に“研究”という手段が加わります．詳しくは§4・4を参考にしてください．

4・2・4　多職種連携のさらなる進化へ

　各医療従事者が使用している医療カルテなど，すべての医療情報がクラウド化され，相互の情報連携が進むことは疑う余地がありません（図4・3）．つまり，情報科学技術を活用しながら“医療従事者同士連携し，患者へどのような価値を提供してそれを証明するのか”という問いに向き合っていくことになります．また，一人の医療従事者が多くの患者を診ることを想定した際に，医療従事者とデジタルの分業が整理されることが予想されます．

　フォローアップを行う薬剤師は，患者から療養中の体調などの一次情報を一番得やすい立場にあります．今後，医師のみが知りうる情報が薬剤師に連携されるようになると，患者情報のハブとなり，医療従事者同士の情報の起点となる動き

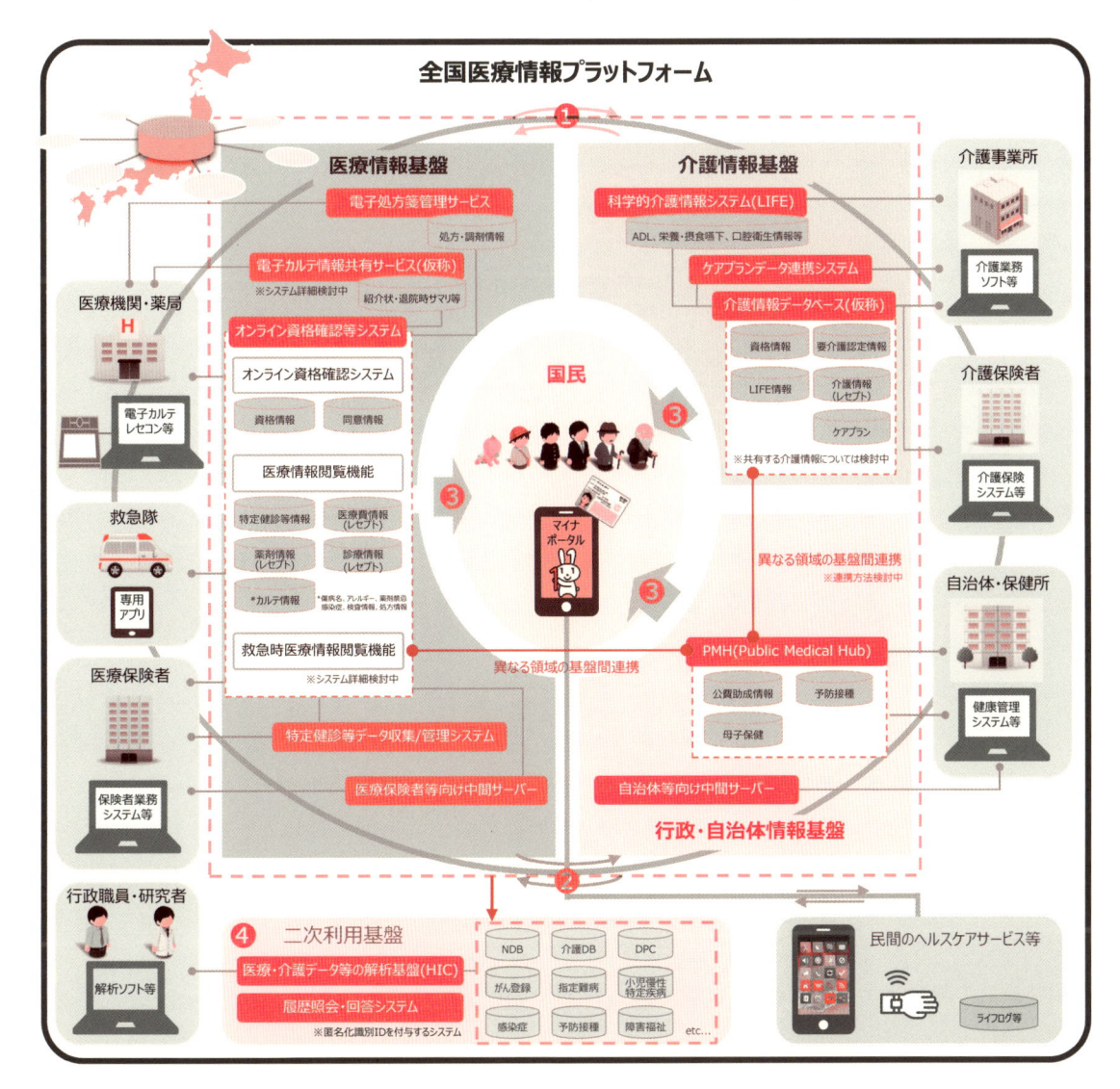

図4・3　全国医療情報プラットフォームの全体像（イメージ）　厚生労働省，"第4回「医療DX令和ビジョン2030」厚生労働省推進チーム資料"（2023年）．

ができるようになるでしょう．

　医療従事者同士の情報連携が進むことで，患者だけでなく，医療従事者にとっても場所に縛られない働き方が実現すると考えます．これから人口の減少や過疎地の増加が問題となっていくなかで，疾患ごとの専門家同士がオンラインでつながり，場所に依存しないチーム医療を発展させていくことが社会課題の解決への道筋となります．

　患者の医療情報が全国の医療施設で共有化されることで，患者が医療機関を選ぶ背景や根拠に変化が生じるものと考えます．具体的には，立地ではなく個々の医療従事者の専門性などが重要視されるようになるかもしれません．その際に，それぞれの医療機関や医療従事者に求められるのは，対患者，そして対医療従事

者に向けて自らの価値を発信することです．他者と差別化できる専門性を身に着けるためには，揺るぎない薬学の基礎学力が重要になります．臨床で挑む課題は多種多様であり，頑強な土台があってこそ専門性を構築できることを忘れてはならないのです．

4・2・5 お わ り に

これまでに，"情報の取得"の観点からモバイルアプリケーションによる患者と薬剤師の接点の増強，そして，"情報の活用"の観点からデータによる薬学的考察の進化について取上げました．情報の取得と活用は表裏一体であり，精度の高い情報を取得できて初めて意味のある分析が成立することを忘れてはなりません．この観点は，AI（人工知能）においても同様です．正しい情報を入力しなければ，必要な提案は得られないのです．

医療DX

医療DXは想像もできないスピードで進んでいくことが予想されます．予想が難しい未来だからこそ，時代の変化に柔軟に対応できる人材であることが活躍のために必須の条件です．そして，医療従事者同士が連携し患者へ価値を提供する方法を試行錯誤するなかで，エビデンスを残していく視点も大切にしてほしいと思います．

薬剤師とDXの関わりが，悲観的でなく可能性を秘めていることを感じていただけたでしょうか．これからの薬剤師の活動に依存して20年後の薬剤師の未来は大きく変化します．あなたの行動が，患者，医療従事者，そして地域社会へ新たな価値と気づきをもたらすかもしれないのです．未来をつくるのは自分たちであるとの気概をもって薬学部で学んでください．

4・3 世界の薬剤師が共通に求められている役割の変化について

4・3・1 は じ め に

国際的な移動が容易な世界で，世界で起こっていることが日本で起こっていることと相互関連していることは容易に想像がつくでしょう．これは医療分野では特に顕著です．今までは地域限定であった感染症は，たやすく国境を越え世界中でエピデミックやパンデミックをひき起こすようになりました．また，国民の移住も増え，患者が多様化するなかで，他国で提供されている医療や医薬品をふまえての医療提供が必要となっています．世界中で同じ医療を提供するのは効果的ではありません．しかしながら，世界中での医療や疾病コントロールに関するエビデンスを吟味し，自国民の医療ニーズや，文化や医療システムに合わせた医療提供をする glocalisation（globalisation と localisation の混合語）の観点が，医療従事者としては必要です．

本節では，世界の薬剤師が共通に求められている役割の変化について述べ，それを受けて今後20年後の社会で求められる薬剤師やその変化にあたっての課題を述べます．

4・3・2 薬剤師の役割の変化: 今まで

薬剤師という医療職が認識されるようになってから，時代の医療ニーズや医療システムの変化に応じその役割を変化させてきました．薬剤師の役割は，当初医薬品の調剤と供給に注力していましたが，医療サービスと医薬品情報の提供へとその役割を変化させ，現在は国際的にも患者ケアの提供へと遷移してきています[*1]．1997 年には，**世界保健機構**（WHO）により医療システムにおける薬剤師の役割は七つ星薬剤師としての "care-giver（ケア提供者）"，"decision-maker（意思決定者）"，"communicator（情報伝達者）"，"leader（リーダー）"，"manager（管理者・経営者）"，"life-long-learner（生涯学習者）"，"teacher（教育者）" があげられました[*2]．その後，**エビデンスに基づく医療**（EBM）の重要性から，2006 年に WHO と**国際薬剤師・薬学連合**（FIP）が共同で八つ目の "researcher（研究者）" を薬剤師の役割へ追加しました[*1]．

EBM や批判的思考（critical thinking）の重要性は古くからあげられています．しかしながら，情報通信技術（ICT）の普及により，その正誤にかかわらず情報は世界中で広がりました．2016 年にはオックスフォード英語辞典を出版する英国オックスフォード大学出版が "word of the year" に "post-truth"（ポスト真実）を選出したように，事実関係に明白な誤りがあったとしても個人的な感情や信条へアピールする情報がまかり通る post-truth（ポスト真実）時代に入ったといわれてます．これにより，薬剤師の科学的エビデンスを患者や国民，医療従事者へ伝達し，効果的で適正な患者ケアに貢献することが強く求められているのです．これは 2019 年から世界中で起こった SARS-Cov-2 による COVID-19 パンデミックの際にさらに試されました．WHO でもこの現象を "infodemic（インフォデミック）" と捉え，薬剤師を含む医療従事者へ警鐘を鳴らしています．

世界中に広がった COVID-19 パンデミックでは，薬剤師の国際保健（global health）に関する知識の重要性が認められました．国々の移動が容易となった現代では現在確認されている感染症や新たに発生する動物原生感染症は個々の国々だけで対応できる問題ではありません．また，多くの人々が移動することにより，国別の医療システムで対応する人種や信条も多様化してきました．これには，薬剤師が global citizenship（地球市民）である認識の向上とともに，国際保健や多様な文化や信条をもつ患者への適切な医療提供をする必要があります．

4・3・3 薬剤師の役割の変化: これから

薬剤師という医療職が誕生してから，その役割や職能は大きく変化してきたのは上述しました．これからもおのおのの国の医療システムや人口統計によって医療ニーズは異なるものの，国際的な医療や ICT の向上により薬剤師の役割は変化していくでしょう．以下に今現在考えうる薬剤師の役割の変化において，焦点を当てられるであろう役割を記します．

a. システム思考　今までは医療従事者個々の役割について注目されることが多くありました．しかし，医療資源の有効活用や患者アウトカムの向上の観点から医療提供における医療従事者間の協同的実践（collaborative practice）の

*1 K.Wiedenmayer *et al.*, "Developing pharmacy practice: A focus on patient care"（2006）.

世界保健機構 World Health Organization, WHO

*2 WHO, "The role of the pharmacist in the health-care system"（1997）.

エビデンスに基づく医療 evidence-based medicine, EBM

国際薬剤師・薬学連合 International, Pharmaceutical Federation, FIP

ICT: information and communication technology

重要性があげられるようになりました．複雑な医療システムの中で効果的な協同的実践を行うためには多層レベルで医療システム全体での医療資源活用と患者アウトカムの向上を検討する必要があります．医療システムの中での一番の医療資源は医療従事者であり，このシステム思考の手法を用いた医療従事者計画が不可欠となります．

　医療の進歩により，治療はより複雑になり，医師はより複雑な診断や治療に集中します．薬剤師は医薬品の知識を活かし，医薬品投与計画や変更へより密接に関わるようになるでしょう．これはすでに多くの国で起こっていることです．たとえば英国では，薬剤師が処方権をもち，医薬品治療の範囲で治療に深く関わるようになりました[*1]．医療システム全体での医療従事者の役割を検討したうえでの医療従事者の役割の推移です．

　また，医療システムのなかでも未病の部分を支える地域薬局では，臨床現場即時検査（POCT）を導入し，疾病の早期発見や治療の開始，また疾病コントロールに役立てることができています[*2]．この場合も，医療システム全体での医療従事者の役割や医療ケア提供場所の推移を検討したうえで，薬剤師の役割を検討していく必要があります．

b. オーダーメイド医療

　医療とテクノロジーの向上はゲノム解析を安易にし，また個人のゲノム情報に合わせた医療提供を可能としました．薬理ゲノム（pharmacogenomics）解析は約30％の医薬品副作用を減らすことがわかっています[*3]．この薬理ゲノム解析の台頭は，英国でも National Health System（NHS）Genomic Medicine Service の設立を促し，疾病の予測，予防と診断，そして標的療法を可能としています[*4]．すでにオランダでは地域薬局にて薬理ゲノム解析に基づいた処方変更やカウンセリングが行われており，患者アウトカムの向上に役立っています[*5]．英国でも薬剤師によるゲノム解析やそれに伴う役割は認められており，今後一般的な役割の一部となると思われます[*6]．これは国際的にも広がると思われ，日本でも薬剤師がゲノム解析結果に合わせて処方・処方計画・処方変更することが当たり前になるでしょう．

c. 復元性，持続可能性，クライメイト・ヘルス

　これまでの医療は，患者アウトカムの向上のために医療ケアの開発が行われてきました．その方針は今も変わりませんが，21世紀からは限りある資源を使い，感染症エピデミックやパンデミックなどの困難や災害をうまく対処しながら目標達成する復元性（resilience）や持続可能な医療システムの構築と，気候変動や地球温暖化に合わせた公衆衛生や医療ケア，医薬品開発などが必須です．

　復元性や回復力をもった医療システムを保持するためには，医療システムとそれを支える医療従事者は常に柔軟に対応できる体制を構築しておかなければなりません．これは，COVID-19パンデミックで世界的に示されました．医療危機は感染症の流行だけで起こるわけではありません．自然災害や戦争などの人害によっても医療危機はひき起こされます．今後もエピデミックやパンデミックや他因による医療危機が起こることを考え，医療従事者の柔軟な役割の推移や拡張を行えるよう用意しておく必要があります[*7]．そのためには，医療提供施設とし

[*1] 亀井美和子，荒川直子，健保連海外医療保障，131，p.40-54（2023）．

POCT: point of care testing

[*2] International Pharmaceutical Federation, "Pharmacy-based point-of-care testing: A global intelligence report 2023".

[*3] J.J. Swen *et al.*, *Lancet*, 401（10374），p.347-356（2023）．

[*4] NHS England, "Accelerating genomic medicine in the NHS"（2022）．

[*5] T. Thornley *et al.*, *Pharmacy*, 9, 1, p.38（2021）．

[*6] Royal Pharmaceutical Society, "Pharmacy professionals and Genomic Medicine"（2023）．

[*7] International Pharmaceutical Federation, "FIP Statement of Policy: The role of pharmacists in disaster and emergency management"（2023）．

て定められている地域薬局にはカウンセリングルームの体制を整えることや，そのアクセスの利便性や薬剤師の専門的なコンピテンシー（知識，スキル，価値観，態度）を最大限生かせるように医療システムや法整備を行わなければならないのです．

　また，世界中の温室効果ガスの約5％は医療ケアから排出されています[*1]．さらに服用された医薬品は，多くが排泄物と共に下水を通り，放流水と共に河川に放出されます．こういった医薬品は世界中の河川で検出されており，環境，動物，人体への影響，そして薬剤耐性菌の拡大がみられ，今後の影響が懸念されています[*2]．医薬品の開発，販売，使用や廃棄に至るまで，すべての過程で環境に配慮した医療ケアを提供しなければならず，薬剤師はその専門的なコンピテンシーを最大限用いて，気候変動とそれによる健康被害（クライメイト・ヘルス）の阻止に貢献することが必要だと考えられます．

*1 M. Lenzen *et al.*, *Lancet Planet. Health*, 4, 7, p.e271–e279 (2020).

*2 J.L. Wilkinson *et al.*, *Proc. Natl. Acad. Sci. U.S.A.*, 119, 8, p.e2113947119 (2022).

4・3・4　変化にあたっての課題

　薬剤師の役割の変遷を振り返り，そして今後の薬剤師の役割の拡大を検討するにあたり，これからの変化を支援するための課題を検討しました．

　薬剤師を含む医療従事者は，地域住民や国民の健康ニーズや医療システムの需要に見合うよう，役割や薬剤師実務を変革していくことが必須です．それは上記にあるように薬剤師の歴史が示しています．今後も起こりうる役割の変革に対応するためには，薬剤師は変化に対し常に柔軟で，順応性を保持しなければなりません．そして常に変革を続ける役割を満たすためには継続的な専門職能開発（CPD）が必要不可欠です．FIP は CPD を"専門職として継続した職能を保証するための知識，スキル，態度を体系立てて保持，開発そして拡大するという，キャリア全体を通しての各薬剤師の責任"と定義しています[*3]．これは，§4・3・2に記した八つ星薬剤師の役割の一つである"life-long-learner（生涯学習者）"にもつながります．CPD は，"自己評価（振り返り）"，"自己学習計画の作成"，"行動もしくは学習計画の実行"，"評価"，"実務への適用"を含む継続的な循環プロセスをいいます（図4・4）．

CPD: continuing professional development

*3 International Pharmaceutical Federation, "FIP Statement of Policy: Continuing Professional Development" (2022).

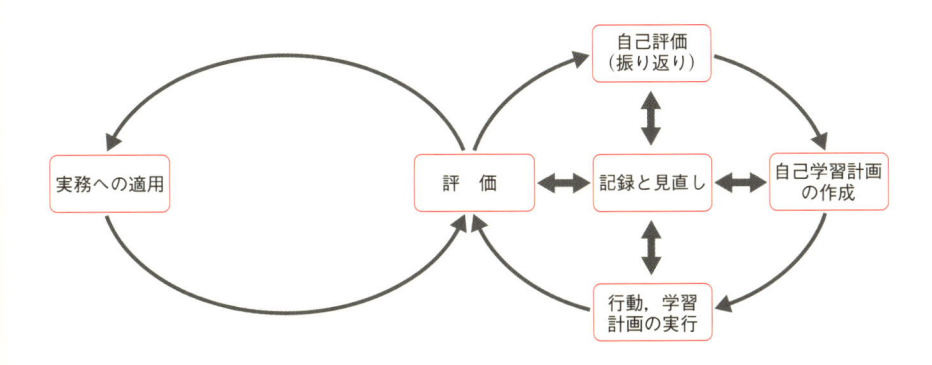

図4・4　**CPD 循環モデル**　Accreditation Council for Pharmacy Education, "Guidance on Continuing Professional Development (CPD) for the Profession of Pharmacy" (2015) より翻訳改変．

薬剤師がこのCPD循環モデルに則し，常に自分の実務分野でのコンピテンシー（知識，スキル，価値観，態度）を発展させていくことは，患者の健康に関する権利を守り，医療の発展を支えるために必須です．そのために，世界中で薬剤師資格は更新制となっており，薬剤師規制機関によりCPDの義務，認証が行われています．日本では薬剤師資格は更新制ではなく，CPDは任意となっていますが，"life-long-learner（生涯学習者）"となるべく薬学生の期間からCPD循環モデルに則した生涯学習の流れは身につけるべきと考えます．

また，このCPDを促し，薬剤師個人の発展を評価，認証するためのシステムも多くの国で採択されています．日本でも多くの専門・認証薬剤師制度が整っています．医療の向上による専門性（specialisation）の複雑化は進み，各専門分野内での薬剤師の能力や資質の発展が多くみられます．今後は薬剤師の役割や実務の進歩や発展，そして多くのリーダーシップや管理実務の必要性から，ジェネラリストとしての発展（advancement）も評価，認証する道筋がしっかりと整えられてきています．薬剤師各個人が自身，チーム，組織，そして医療全体の向上のためにどういったCPDが必要かを考え続けなければなりません．

4・3・5　おわりに

本節では，薬剤師の役割の変遷を国際的な視点で検討しました．冒頭で述べたとおり，世界中で行われていることを日本でそのまま行う必要はなく，日本の医療システムや文化，国民の医療ニーズに合わせて変化，導入していくことが必要です．しかしながら，それは世界中で起こっていることを無視してよいわけではありません．疾病に国境はなく，国際的な移動が容易になった現在，他国で起こっていることはすぐに日本でも起こりうることを認識しなければなりません．また，他国で効果を得た医療サービスを，どのように日本に合わせて導入するかは考え続けなければならず，そのための薬剤師の生涯学習は必須です．常に好奇心をもって，日本だけに留まらず世界中の事例に興味をもって取組むことで，目の前の患者や家族だけでなく，地域や国全体の国民の健康が守られることを常に念頭に置いて勉学に取組みましょう．

4・4　リアルワールドデータを臨床に活かす力を身につける

4・4・1　臨床における個人と集団の二面性

オーダーメイド医療
order-made medicine

急速に進歩する医療では，個人個人の遺伝や体質に合わせた**オーダーメイド医療**が実現しつつあります．また，AIの性能が高度になり，薬剤師の仕事の内容のうち，画一的な繰返しを要するものは，機械に任せることになるでしょう．一方，薬剤師と患者や国民とのコミュニケーションはますます大切なものとなり，薬学部で学ぶ内容は，薬の知識を通した人とのコミュニケーションのあり方が多くを占めていくと考えられます．このような，個人に対する医療は，同時に集団のなかの一つの事例としてとらえる視点も必要です．薬学では，"人の集団にお

ける薬物の使用とその効果や影響を研究する学問"として，公衆衛生，薬剤疫学，医薬品情報学，社会薬学などの関連領域で研究されています．個人の事例から集団の研究に発展した例は，歴史的に数多く報告されています．1981年に米国で報告された5人の不自然な感染症の発症から，ヒト免疫不全ウイルス（HIV）の研究が始まりました．また，1960年代に，ドイツのレンツ博士（W. Lenz）がハンブルグ地域で300人を調査し，奇形児が不自然に多いことから，サリドマイドのリスクを検証しています．

　現在では，あらゆる分野でデータが蓄積され，多数の情報が集まると，少しのリスクの差異でも検証できるようになっています．2000年代となると米国では，診療系のデータベースを使って，同種同効薬での有害事象を比較し，リスクの高い薬剤については市場での販売を禁止するなどの規制も行いました．このときに比較された症例の総数は，227,572人であり，**リアルワールドデータ**が有用であることがわかります（図4・5）．

リアルワールドデータ
real-world data

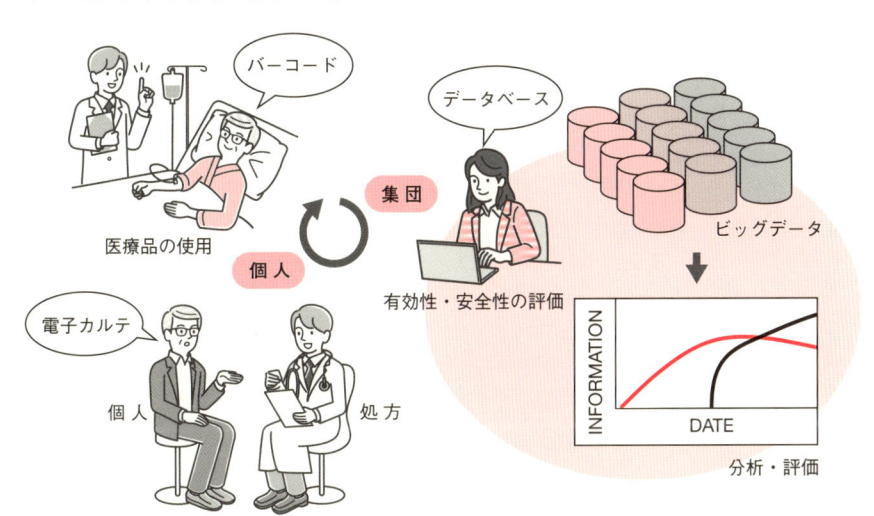

図4・5　個人の情報と集団の情報

4・4・2　リアルワールドデータのリアルを問う

　高校生までに学習した"情報"という科目を思い出してみましょう．コンピューターとプログラミング，情報通信ネットワークとデータの活用，コミュニケーションと情報デザインなど，情報のインプット（入力），アウトプット（出力），ストレージ（蓄積）などの基礎を学んできました．ここでは特に，"データの活用"という部分を薬学と融合させ社会に貢献するための留意点に触れてみたいと思います．

　2021年にデジタル庁が成立したことに象徴されるように，この十数年かけて厚生労働省では，匿名医療保険等関連情報データベース（NDB）の提供が始まり，医薬品医療機器総合機構（PMDA）では，Medical Information Database Network（MID-NET®），医薬品副作用データベース（JADER）の利活用を進めており，医薬品の評価にはより一層重要な情報源となってきました．そのほか，民間の

NDB: National Database

PMDA: Pharmaceuticals and Medical Devices Agency

JADER: Japanese Adverse Drug Event Report database

データベンダーも多数存在します．リアルワールドデータ，医療系ビッグデータなどと呼称されており，これらを使いリスクを検証し，その結果が，医薬品の使用上の注意などに反映されています（図4・6）．

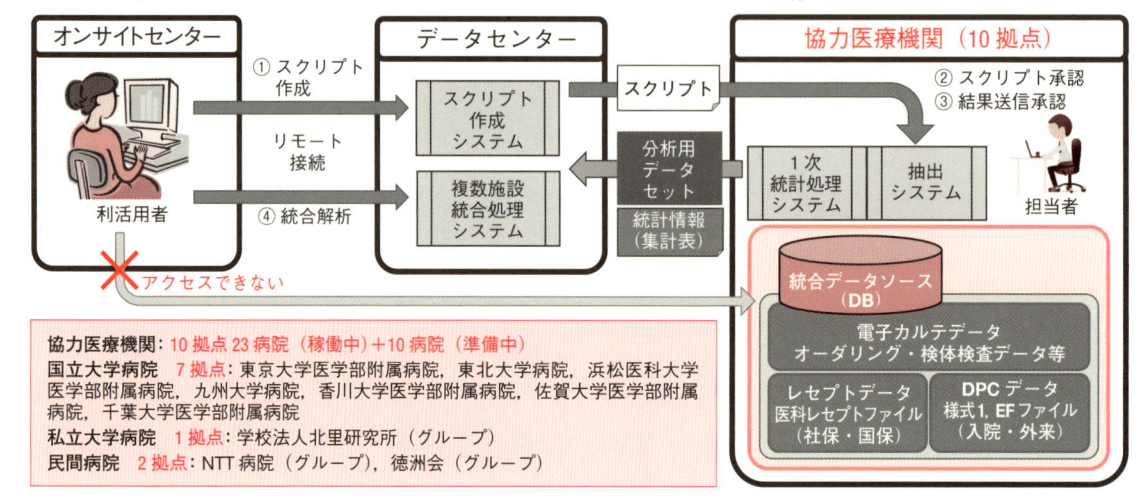

- 薬剤疫学的手法による医薬品等の安全対策を推進するためのデータベース．
  医薬品医療機器総合機構（PMDA）が PMDA 法に基づく業務の一貫として協力医療機関の協力を得ながら管理・運営を実施．
- 2011 年に構築を開始．2018 年 4 月に本格稼働（利活用の受付開始）．
  製造販売後データベース調査も利用可能．
- 協力医療機関（10 拠点）に統合データソース（データベース）を設置している．
  利活用者は，オンサイトセンターからデータセンターにリモート接続し利活用に伴う作業を行う．

図4・6　**MID-NET® のシステムの概略**　医薬品医療機器総合機構 医療情報科学部（2023 年 11 月作成）．

これらのデータで真のリスクを検証できるのでしょうか．このデータは，個人の診療や健診という第一の目的を果たした後に蓄積され，医薬品のリスクを検証するために利活用される場合は，二次利用といえます．つまり，診療目的と関係ない情報は記録されていないのです．たとえば，就寝前に夜食を食べるかどうかなどの糖尿病患者に行う問診は，事故にあって骨折をした患者には行われないかもしれません．また，糖尿病の教育入院では，がんであるか検査をして確認はしません．さらに，めまいやふらつきなど軽微な症状は記録されにくいといった特徴があるのです．これらは検証するリスクの結果をゆがめるバイアスとして知られ，データソースと研究内容の組合わせにより，さまざまなバイアスが知られています．リスクを検証する際に，**感度分析**を行うことでバイアスの存在を示すことができますが，いずれにせよこれらのデータの第一の目的が診療であることから，その取扱いについては臨床に携わる従事医療者の意見も踏まえ，チームで検証を進めていくことが重要です．

感度分析
sensitivity analyses

4・4・3　社会の実態を見える化する薬剤師

薬剤師は，薬局や医療機関といった患者に直接関わる分野だけではなく，製薬企業（医薬品製造販売業，製造業），医薬品販売業，衛生行政機関，保健衛生施設，大学などのさまざまな分野で活躍しています．今後の医療の進展や社会ニーズの変化などに対応するため，薬剤師の役割は変化が求められています．社会の実態

はどのように捉えればいいのでしょうか．第一に，現状についてデータを用いて表現してみます．たとえば，医薬品の使用状況の地域による偏在を示すのであれば，都道府県ごとの該当する医薬品の使用量を集計し，グラフで示すと視覚的にもわかりやすいです．第二に，データを用いて比較します．たとえば，ある年に導入された薬剤師の業務が患者の医薬品の適正使用に貢献していることを示したいのであれば，適正使用を表す指標（たとえば相互作用によるリスクの回避など）を決め，導入前後で比較をします．第三に，比較する物事の背景をそろえる．たとえば，ある医薬品と他の医薬品のリスクを比較するのであれば，リスクに関連した患者の背景をデータから吟味し，そろえるあるいは調整することが望ましいです．このように，活躍する分野で分析する対象が異なっていても，データを分析し，見える化し，解釈して人に伝えるというスキルは，薬学6年間で培うことのできる，薬剤師の強みです．薬物治療の最適化，薬局のマーケティング，臨床研究などの分野で社会に貢献することができます．

4・4・4　世界に貢献する新しいエビデンスを創出する薬剤師

“世界に貢献するエビデンス”と聞くと，まるでノーベル賞を受賞するような，何年もかけた研究から導かれるエビデンスのように思えます．しかし，現実は，医療にはまだまだわからないことが多く，小さなデータの積み重ねが世界の医療に貢献しているのです．NDB（§4・4・2参照）は，日本の医療の実態を表した医療系ビッグデータです．日本の人口と，長寿はアジアでトップクラスであることを考えると，このNDBは，アジアのコミュニティの宝です．たとえば，B型肝炎はアジア圏に多い疾患ですが，近年ではがんの治療に伴い，このB型肝炎が再活性化することがNDBを使った研究で観察されました．このように，ある領域の小さなリスクを検証することで，対象となる患者に貢献できるという事実があります．

翻訳アプリにより言語の壁も低くなり，動画配信アプリにより，海外の文化を受入れることができるようになりました．受入れるばかりでなく，日本のリアルワールドを報告することも可能です．つまり，検証した結果を目の前の患者に活かすだけでなく，リアルワールドデータを利用して集団によるエビデンスを創出し，世界に貢献することが期待されているのです．

第 III 部

主体性をもった
深い学びの実現のために

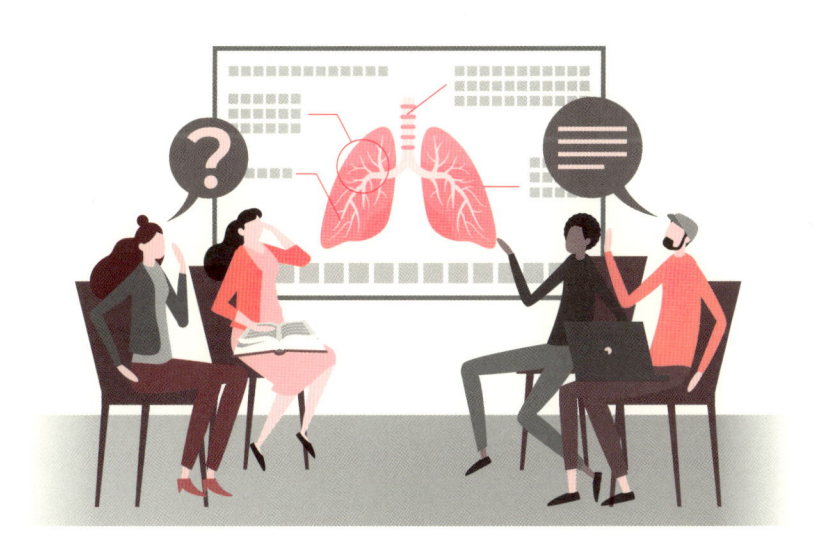

第5章 大学での課題発見能力と解決能力の醸成

─ 高校からの学びをつなぎ，大学に活かす

5・1　認知能力と非認知能力，主体性と自主性

5・1・1　"考える" ということ

　皆さんは高等学校までの生活のなかで，"自分で考えなさい" と言われたことが一度ならずあると思います．"自分で考えて" と言われても，学ぶ内容の多くはすでに先人が明らかにしたことであり，考えるよりもそれを丸暗記して，試験でよい成績を取ることを優先してしまうこともあったでしょう．今，振返ってみると，"なぜ，今，このようなことを学ぶのか"，"将来何の役に立つのか"，などと考える余裕はなかった人も多いのではないでしょうか．

　たとえば，今年度公開された封切り映画のベスト 10 は何か，という課題を考える場合，映画をいくつ知っていればよいのでしょうか．10 個以下ではベスト 10 は埋まりません．10 個知っていても並べ替えるだけで，ベスト 10 とはなりません．つまり 10 個以上知っていて初めて，どのような視点でベスト 10 を選ぼうかということを "考える" ことができます．つまり，"考える" という行為は，ある程度の知識や情報をもっている状態で初めて実現可能になるのです．では次に，"考える" ために必要な知識や情報について考えてみましょう．

　通常行う業務や課題を例にあげて，大きく三つの状態を考えてみましょう（図5・1）．① 業務に必要な情報や知識を知っていて，それらがもつ課題を発見し解決できる．つまり，業務内容や解決すべき課題は熟知しており，それらのノウハウや解決策を十分に理解し，実践できる状態です．② 業務内容や課題は知っているけど解決策はわからない．つまり，業務内容，解決すべき課題はわかっているが，業務のノウハウや解決策がわからず，実践できない状態です．③ そもそもそのような業務や課題が存在すること自体をまったく知らない．つまり存在すら知らないという状態です．

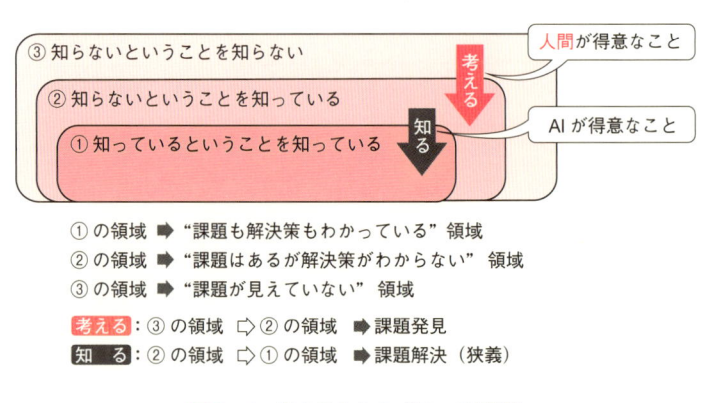

図 5・1　考えるための "三つの領域"

　これら三つの状態は，多くの事例に当てはまります．① の状態は通常，やるべき業務を問題なく繰返すかのごとく，いつも行っているという状態に近いものです．一方，② の状態は業務内容や課題がわかっているので，次はノウハウを改善したり，課題に対する解決策を検討し実践につなげることになると思いま

す．よく使われる"課題解決能力"とは，このような能力を意味します．しかし，①，②の状態は，実践するために多くの情報が必要なため，情報を網羅的，合理的に収集できるコンピューターを用いた ICT（情報通信技術）化が得意とする状態でもあり，今後，このような状態の実践方法は徐々に，人から機械へ置き代わってゆく可能性があります．

ICT: information and communication technology

　では，③ の状態はどうでしょう．"何が問題であるかわからない"という状況は，"自分が知らないということを知らない"ということを意味します．実は"考える"という行為を理解するうえで重要なのは，この ③ の"知らないことを知らない"という認識，つまりソクラテスがいう"無知の知"の考え方につながるのです．

ソクラテス　Socrates

　人は，それぞれ置かれた環境や能力によりますが，③ の領域の存在自体に気づかないで暮らしていることが多く，少し見えたとしても，自分が想定していないもの，理解できないことであると，それらを否定的に考えることが多いといわれています．

　自分が知らないということを知らない，あるいは気がついていないということ，つまり"自分の知らない世界が広がっている"ということを意識することが大切で，どうすれば ③ の状況を ① に変えられるかを"考える"ことは"学び"の大切な目的の一つです．このような学びによって，多くの課題を見つけ，改善することで業務改善につながるとともに，世界の誰もが知らなかった課題を発見することも課題発見能力であり，それらを解明，解決することが"研究能力"なのです．

5・1・2　学力には三つの要素がある

　高校卒業までの学校教育で育てる学力，引出す能力は，2016 年の学習指導要領の改訂以降大きく変わり，暗記に頼る詰込みや，教員が一方的に学生に知識を伝達することから，これからの社会で必要になる力を育てることにシフトしました．その要点が，以下（1）〜（3）に示す**学力の三要素**です．

学力の三要素

(1) **主体性・多様性・協働性**　　これからの時代を生きていくために，"主体性"をもって"多様性"を受入れ，多くの人々と"協働"して学ぶ態度を養うこと．
(2) **思考力・判断力・表現力**　　知識・技能を活用して，自ら課題を発見しその解決に向けて探究し，成果などを表現するために必要な"思考力・判断力・表現力"などの能力を育むこと．
(3) **知識・技能**　　これらの基礎となる"知識・技能"を習得すること．

　薬学分野においても，（1）は主体性をもって予防，治療などの医療状況に向き合い，多職種と連携のもと，協働して使命をまっとうするために，自ら周囲の状況を把握し，収集した情報から判断し，相手にわかりやすく伝えることにつながります．このように行動して目的を達成するためには，何も知らない状態では実

施できず，あらかじめ十分な日常的，専門的な知識の収集だけでなく，専門性を発揮するためにそれらを効果的につなげ，活用できる能力（技能）を身につけることがきわめて重要です．大学では，このようなリベラルアーツ（教養）とともに専門性を身につけることが求められますが，大学で学修する目的を考える際，"自分は誰のために何を行うか"，"学んだことを誰にどのように効果的に使うことができるか"を常に認識し，社会貢献につなげる意識をもち続けることも大切です．

5・1・3　認知能力と非認知能力の違いを意識して学んでいこう

認知能力

非認知能力

　学力の三要素を学びに生かすために避けて通れないのは，**"認知能力"**と**"非認知能力"**という二つの能力です（**図5・2**）．"認知能力"とは，試験などで数値化して評価できる能力です．たとえば，記憶力，計算力，言語力などです．今まで皆さんが数多く受けてきた試験は，ほとんどが"認知能力"を測るためのものでした．

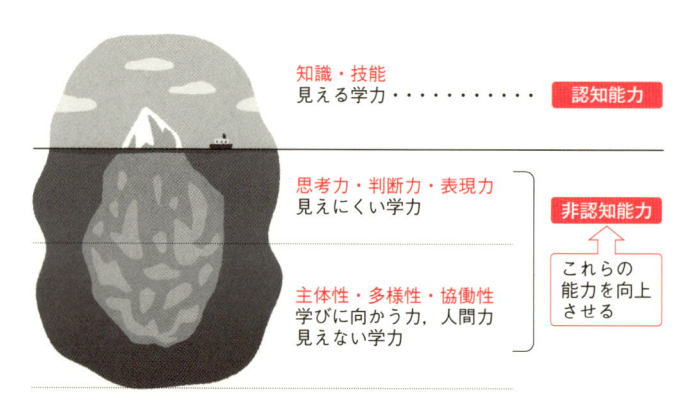

知識・技能
見える学力・・・・・・・・・・・　**認知能力**

思考力・判断力・表現力
見えにくい学力

主体性・多様性・協働性
学びに向かう力，人間力
見えない学力

非認知能力

これらの能力を向上させる

図5・2　学力の三要素と認知能力・非認知能力

　一方，"非認知能力"とは，読んで字のごとく，"認知能力"以外の能力です．高等学校までの学力の三要素から例をあげるとすれば，思考力，判断力，表現力，主体性，多様性，協働性などが当てはまり，能力を測る際に数値化できない能力です．国際的学習到達度調査（PISA）を実施している経済協力開発機構（OECD）では，この"非認知能力"を"社会情動的スキル"と位置づけています．

PISA: Programme for International Student Assessment

OECD: Organisation for Economic Co-operation and Development

　学修して身についた知識や技能は，答案用紙に書くことが目的ではなく，社会のなかでその人や職能に与えられた使命をまっとうするためにあります．"知識・技能"は見える学力，"認知能力"であり，これらの能力は"非認知能力"を発揮するために基盤となる必須なものと捉えられています．

5・1・4　主体性と自主性を育てよう

主体性

自主性

　"宿題をやりなさい"と言われて仕方なくやる人と，言われなくてもやる人がいます．このような状況のなかに**"主体性"**と**"自主性"**の二つの意識の違いが

見て取れます．

　"自主性"とは，ある程度決められていることを自分から率先して行う態度をさします．つまり，両者の重要な違いを自分自身の心がけとしてみると，"行うことを自分で見つけて決めるか（主体性），他者が決めるか（自主性）"という違いがあります．上記の宿題に関する会話の場合，やるべき課題は教員など（他者）から出されているので，学修者は自主性を発揮する場になります．親などからの"早く済ませてしまいなさい"という言葉によって，せっかく"自主的に"自分でやろうと思っていたのに先回りされたと感じるから，スーッとやる気が失せてしまうのだと思います．このようなときに自主性とは何か，考え直すことも必要です．

　一方，"主体性"とは，自分自身の考えや判断に基づいて，自分の責任で行う態度や性質であり，学力の三要素で示されている"主体性・多様性・協働性"は，"主体性をもって多様な人と協働して学ぶ態度"と解釈することができます．"主体性"とは，自分の意志や判断によって，自ら責任をもって行動することなのです．つまり，自分自身，あるいは所属する組織で，今，近い将来，あるいは長期的に何が必要か考えるために，情報収集と判断力を駆使して目的や課題を自分で設定し，それらを実現するために責任をもって取組むことです．

　たとえば，薬剤師については，患者さんが薬局に来たときに，処方箋に基づく医薬品の調製と服薬指導を行うのは，薬剤師として決められた業務の一環ですから，どんなに積極的に行ったとしても"自主性"です．ところが，そういった服薬指導のなかで，患者さんから相談を受けたり，患者さんの様子から，患者さんの状態やニーズを引出し，それらに合った適切な行動を考え，実行することは"主体性"の一つと考えられます．

　皆さんが生きていくこれからの社会は，今，想像する以上に大きく変貌するだろうという予想から，高等学校までの多くの教育関係者は，"自主性"は当然で，より"主体性"をもった行動ができるようになることを期待して，主体的な深い学び〔アクティブラーニング，§5・2・3参照〕を積極的に取込んだ教育体系を提案，実施しています．大学教育では，高等学校で身につけた学力の三要素を基盤に，高い専門性をもった薬剤師に不可欠な"認知能力"と，"非認知能力"をどちらかに偏ることなく，自分を律しながら身につけていくことが求められます．

　大学での学びの目的は，専門性と人間性をバランスよく高め，社会に貢献できる人材となることです．医療系学生の多くは将来，患者，地域住民と関わり，人の命の質を変える職業に就くため，自らを律し，"主体的"に深く学び，卒業後も生涯にわたって"認知能力"だけに偏らず，"認知能力"とともに"非認知能力"を伸ばし続けることが求められます．

　このような背景のもと，薬学教育モデル・コア・カリキュラムの構造を"主体性"と"自主性"，"認知能力"と"非認知能力"という観点で見てみると，図5・3のようになります．

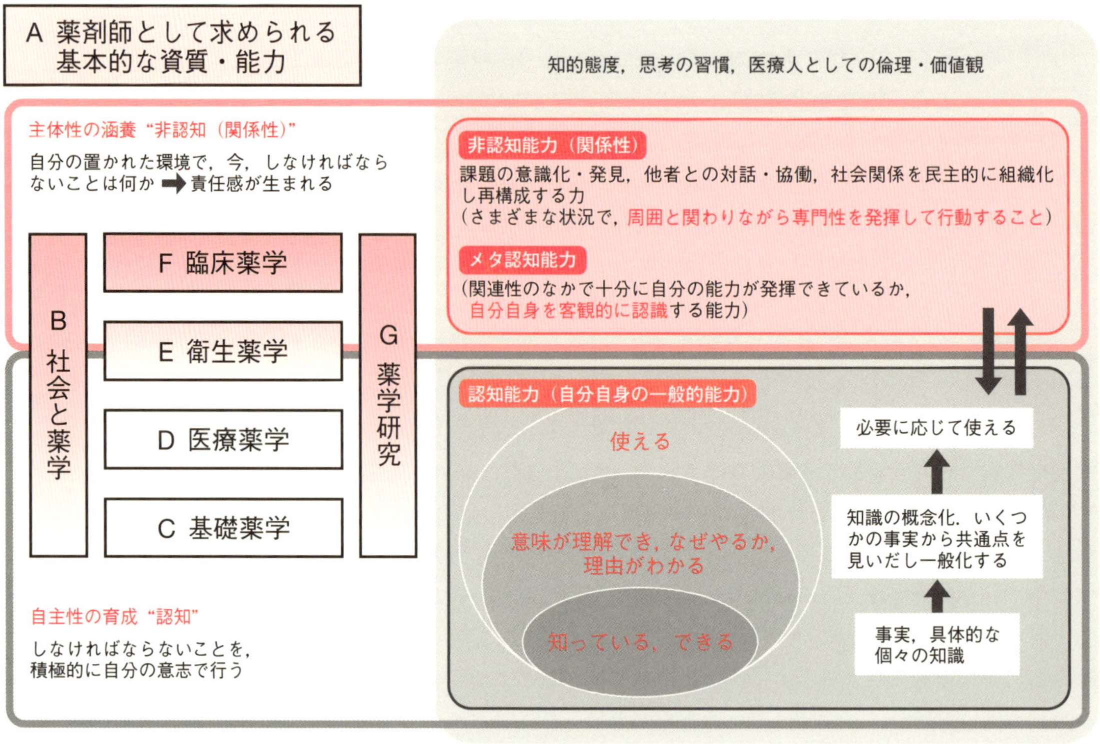

図5・3　**資質・能力の階層性との関係**　図の右側は，石井英真著，"今求められる学力と学びとは：コンピテンシー・ベースのカリキュラムの光と影"，p.22，日本標準（2015 年）を参考に作成．

5・1・5　薬学教育モデル・コア・カリキュラムの構造

　薬学部を卒業して薬剤師国家試験の受験資格を得られるのは，6 年制薬学部だけです．ここでは，まず，学校教育法に定める 4 年制大学と 6 年制大学の違いを確認しましょう．

4 年制大学
学校教育法 第 83 条
　大学は，学術の中心として，広く知識を授けるとともに，深く専門の学芸を教授研究し，知的，道徳的及び応用的能力を展開させることを目的とする．
　2　大学は，その目的を実現するための教育研究を行い，その成果を広く社会に提供することにより，社会の発展に寄与するものとする．

6 年制大学
学校教育法 第 87 条
　2　医学を履修する課程，歯学を履修する課程，薬学を履修する課程のうち臨床に係る実践的な能力を培うことを主たる目的とするもの又は獣医学を履修する課程については，前項本文の規定にかかわらず，その修業年限は，六年とする．

　つまり，4 年制大学と 6 年制大学はそれぞれ，このように目的を明示して別途，規定されています．ぜひ，違いを今のうちに再度認識しておいてください．

　6年制薬学部は上述のように"臨床に係る実践的な能力を培うことを主たる目的とする"学部で，卒業後は薬剤師国家試験の受験資格が与えられますので，卒業後，薬剤師免許を使わない職業に就くとしても，薬剤師として働くために十分な能力を身につけて卒業することが求められる学部です．そのため，薬学教育モデル・コア・カリキュラム（令和4年度改訂版）では，"A 薬剤師として求められる基本的な資質・能力"は卒業後も世の中の進歩に合わせた，より高度な専門家を目指し学び続ける"生涯にわたる目標"として設定されています．

　皆さんのなかには，今まで薬剤師の世話になったことがない人も多いと思います．そこで大学では，1年次から卒業時の学修成果（アウトカム）を皆さんに意識させるためのさまざまな工夫のもと，皆さんは基礎的な知識・技能を，医学，薬学に関する専門的で，具体的な膨大な情報と結びつけ，概念的に理解するために学びます．

　専門家への第一歩は，図5・3右に示すように，まず，「専門知識を修得」し，定着させるため，具体的な個々の知識をインプットすることから始まります．これだけで終わっては知識の羅列，網羅的な記憶に終わってしまいます．そこで，収集した具体的な多くの知識の「意味を理解」し，一見関連がないように見える具体的な事実から，それらの「共通点」を見いだすこと（**概念的理解**）により知識を整理します．そして，"なぜ"知らなければならないか，"なぜ"学ぶのか，と問いかけながら理解していくことが大切です．さらに，このようにして身につけた能力を何のために，どのように「使う」のか，つまり皆さんが今後，置かれたさまざまな状況に応じて，効果的に応用，転用できる能力に広げていきます．ここまでがおもに"認知能力"です．

　皆さんは専門家として，"認知能力"を活用して，社会に出て直面するさまざまな状況において，周囲と関わりながら専門性を発揮して行動することが求められます（非認知能力）．この際，他者との関係性を適切に構築できたか，協働してその場で自分の能力を十分発揮するために必要な認知能力が身についていたか，を自分自身で客観的に認識することが**"メタ認知"**といわれる能力です．もし，自分の行動を振返り，不足していた認知能力に気づいたら，再び，認知能力を高めるために学修し，再度，非認知能力を発揮する場に臨むことが重要です．このように"認知能力"と"非認知能力"を行ったり来たりすることで，もてる能力を最大限向上させ，資質を引出すことができます．くれぐれも，低学年では"認知能力"，高学年では"非認知能力"，と分けないでください．学年の進行に伴って修得する知識・技能に見合った"非認知能力"を，グループディスカッションなど仲間と関わる学修方法に積極的に参加して磨き，在学中から両方の能力をバランスよく向上させることを意識しましょう．グループディスカッションについては，§5・2でもう少し詳しく実例をあげてお話しします．

　　メタ認知

　さて，図5・3左に示すように薬学教育モデル・コア・カリキュラム（令和4年度改訂版）は，"C 基礎薬学"，"D 医療薬学"はおもに"認知能力"に基づいた学修目標で組立てられています．一方，"F 臨床薬学"は，患者を含む周囲との関係性のなかで役割を果たすため，学修目標はおもに"非認知能力"に基づい

て記載されています．一方，"E 衛生薬学"は，予防という観点から，また，"B 社会と薬学"はすべての領域に関わるという観点から，どちらも"認知能力"を育む学修目標と，"非認知能力"を育む学修目標の二つから構成されています．このような構成を知っていると，各大学のカリキュラムをより深く理解するための参考になるはずです．

▌5・2　主体的で深い学びは入学時から始まる

5・2・1　気づきと学び

　大学は専門教育の場ですが，人間形成に重要な教養科目を並行して学ぶことも大切です．しかし，医療系は学修内容が膨大で，次々と新しい事実が明らかになってくるため，ともすると人間形成に大切な教養科目を軽視し，膨大な専門教育のなかで，わかることだけを頭に詰込み，試験に臨むことになりがちですが，そんななかで，§5・1・1に示した"知らないことに気づく"姿勢がとても大切です．実はわからないこと，知らないことに気づいたときがチャンスです．"気づき"の扉を開くと，その先にはすばらしい魅力をもった世界が広がっています．

　いつもなんとなく使っている"気づく"ということは，図5・4に示すように，自分の知っていることと知らないことの接点です．ここから知らないことを学ぼうと一歩踏み出すことで，自主性から主体性につながる"学び"となり，自分がもっている知識の世界が広がっていくきっかけをつくります．自分の知っていることが増えれば，気づく機会が増え，さらに学ぶことで自分の世界がどんどん広がってゆきます．気づいただけで学ばなければ，いつまでたっても自身の世界は広がらず，専門の世界に入ることはできないのです．

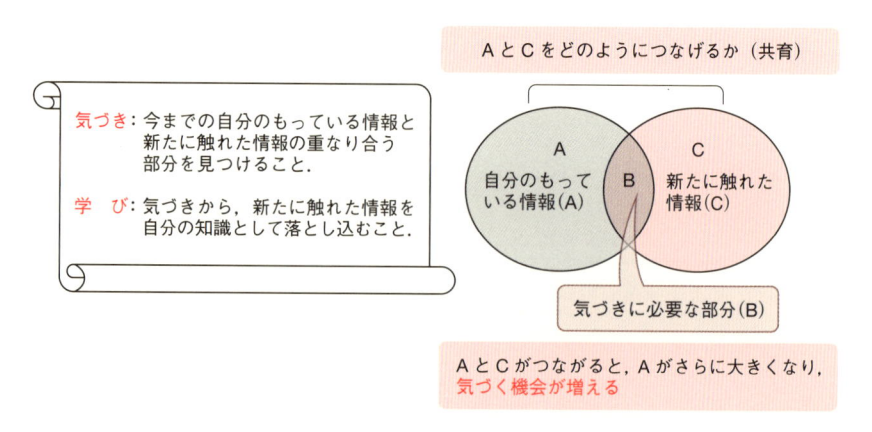

図5・4　"気づき"と"学び"

5・2・2　みんなと話し合うことで得られること，知識を使うこと

　1年生から主体的に問題に取組むことが大切ですが，上で示した多くの"気づき"から学ぶことで，知っていることを増やすことから始めましょう．コンピューターなら膨大なデータを短時間でメモリーに入れることはできますが，人

間はそうはいきません．皆さんは，使い方のわからないものを手に入れたいと思いますか．だから知識は使いながら，必要性を感じながら身につけてゆくことが大切です．これからの時代は，知識を覚えることが目的ではなく，主体的にどのように使うことができるか，を意識して学ぶことがとても重要です．

　講義などで知識を伝達されたとき，理解できることと理解できないことがあると思います．そんなとき，教える方の情報が整理されていない，教え方が不適切だからよくわからない，と感じたことがありませんでしたか．でも，ふと，自分の周囲の仲間と話してみると，自分と同じ講義を聞いているのにしっかりと理解している，理解の早い仲間がいるものです．

　ところで，学生も教える側も，みんなで話し合うことの利点は，理解の早い学生が，なかなか理解できない学生に自分の代わりに伝達してもらうことと思込んでいることが多々あります．これは大きな勘違いです．みんなで話し合う学修方法にはいろいろな方法がありますが，主体性を育てるために最も大切なことは，同じ情報を受取った仲間が，どのように感じ，理解したかを話し合うことです．また，"みんなが同じように感じている"と思込むことは教える側，教わる側両者のよくある錯覚です．正誤がはっきりした内容であればこのようなことは少ないと思いますが，複雑な事例や考え方を説明する場合は，みんなまったく同じように理解するのではなく，聞いている人の数だけの解釈が存在するのです．これも多様性です．だからこそ，みんなで話し合いましょう．そこで話す内容はすべて皆さんの心が感じた意見なので，間違いではありません．それらをみんなで共有し，直面している問題点の発見や，解決方法に導いてゆく，というプロセスがグループ学修の醍醐味です．みんなで話し合い，合意を形成するというプロセスは，自分の頭の中にある多くの知識のなかから"役に立ちそうだ"と感じたものを引出し，グループメンバーの意見とのやり取りのなかで使うことで達成されます．そしてその成果は，きっと多くの人の役に立つはずです．

　§5・1・1で述べた"考える"ことを学ぶ一つの方法として，対話というかたちが効果的といわれています．正解が一つでない問題，正解のない問題に対して互いに意見を出し合い，一緒に考える力を磨いていくのです．"なぜ"と問い，個人で考え，仲間と考え，語り合うことで根拠のある自信をつけてください．このような姿勢を自然に身につけるためには，自分の意見は間違っているのではないかと思込み，仲間の意見を無条件に自分のものにしてしまう，というような主体性のない行動に陥らないことがとても大切です．

5・2・3　学年進行とともに事例を通してアクティブラーニングで学ぶ

　そうは言っても，大学生活を始めると"覚えることが膨大だ"と厚い教科書を見てため息が出ることでしょう．教員のなかには，特に，低学年のグループ学修では，知識を覚えることに主眼をおかず，討論に必要な知識や情報はあらかじめ資料として用意したうえで，状況を示すシナリオを提示し，"課題の発見や解決策を考えるために与えられた資料をどのように使うか"ということから始めてくれることもあると思います．"知識は覚えるためではなく使うためにある"と

いうことを早い時期から体験しておくための第一歩です．

　ただ覚えることに専念して得た知識と違い，知識を何かの目的のために使うと，もっともっと知りたいと感じるようになり，学ぶことが楽しくなってきます．そんな気持ちをもち続けて大学での学修を進める際に，主体的で深い学びを助ける学修方法の一つが"アクティブラーニング"です．高等学校までの教育では，すでにかなり積極的に取入れられている方法で，体験した人も多いと思います．

アクティブラーニング

　アクティブラーニングは，自主性の醸成に効果的な予習や復習とは異なり，以下のような特徴から，主体的な学びを促すことに有効であるといわれています．皆さんも十分に目的を理解して参加すれば，充分に効果が期待できると思います．アクティブラーニングの定義は，"教員による一方向的な講義形式の教育とは異なり，学修者の能動的な学修への参加を取入れた教授・学修法の総称"とされています．以下に，アクティブラーニングを用いる目的をまとめました．

1. 学修者が興味をもって物事に取組む姿勢を与える．
2. 知識を使うことの楽しさを体験する．
3. 自分から主体的に問題点を見つける姿勢を涵養（かんよう）する．
4. 他人と討論することで，視野が広がることを感じる．

そして，このような目的で行った結果，以下に示すような成果を期待します．

1. 学生は，講義を聞く以上に，興味をもって活動的（読む，書く，討論する）に関わる．
2. 知識の伝達より，学生の考え方の育成に重きを置くような意識がつく．
3. 覚えるだけでなく，思考（分析，統合，評価）に関わる機会が得られる．
4. 学生が，自分自身の態度や考えを深めることに重きを置くことが大切であることに気づく．
5. 積極的に他人の意見に耳を貸し，吟味しながら視野を広げてゆく環境で学ぶことができる．

　グループ学修は，アクティブラーニングの学修方法の一つです．ぜひ，アクティブラーニングの目的と成果を十分理解したうえで，大学で行われるグループ学修に積極的に参加してみてください．

PBL: project based learning

　以下に大学で1年生にアクティブラーニングの一環として行った，グループで行う課題解決型学修（PBL）の一部を紹介します．

a. アクティブラーニング事例と"概念的理解"

【テーマ】食品と医薬品の違い: 病気を食品で治せるか

　まず，図5・5に（p.95, p.96）示すような"シナリオ"を提示し，ステップをふんでグループ学修を進めます．

　ステップ1　最初の設問（Q1）に取組みます．このとき，初めからいきなり話し合うのではなく，まず，自分の考えをまとめることから始めます．この段階を経るか経ないかで，討論への関わり方や討論から得られる成果が大きく変わります．§5・2・2で述べた，"なぜ"と問い，個人で考え，仲間と考え，語り合うという流れの第一歩は，自分で考えてみる，という姿勢です．自分で考えること

シナリオ

ウェブサイトへの投稿

先日，ヘモグロビン A1c が 7.1 のため，血糖降下薬アマリール®を 1 日 0.5 mg 処方されました．
この薬を服用しながらグルコケア®を飲んでも構わないのでしょうか？
なるべく早く服薬を止めたいと思っておりますので，どなたかよろしくご教授ください．

ウェブサイトに載っていた回答

グルコケアは急激な血糖の上昇を抑えるとしています．（薬でも同様の効果をもつものがありますが，これよりずうーっと弱い作用です．）アマリール®を服用される方がお飲みになるのは問題ありません．摂取カロリーのコントロールや軽い運動など心がけてくださいね．お大事に．

ステップ 1

Q1　わからない，知らない言葉（内容）をあげてください．
個人で回答作成（5 分）
➡ 両側の学生同士で話合い（5 分）
➡ 3〜4 グループの結果を発表してクラス全体で共有（5 分）
➡ 教員による説明（5 分）

ポイント

みんな知らないことが多い．今は知らなくていい．
何を知らないか，見つけることが学修の始まり

例: HbA1c，グルコケア，糖尿病…

図 5・5　シナリオの例

を経てから話し合いを始めましょう．話し合ってみて，自分の意見が他人と同じでも，驚くことはありません．自分と同じように感じる仲間もいるということです．

　人はすべて主観で物事を考えます．人間の感覚のなかでは，完全な客観性は存在しません．ただ，大勢の人が同じように感じることは，主観から少しですが客観に近づくということを意味します．ですから，"同じような意見であったから発言する必要はない" と思わないことです．それに，そっくり同じではなく，同じような意見のなかに隠された違った視点に気づくことも話し合うことの楽しさにつながります．

　一方，"仲間と大分違うな" と感じる意見だからって，間違っているわけではありません．みんなが気づかなかった点を指摘している可能性もありますので，勇気をもって発言してみてください．

　ステップ 1 で示したシナリオの最初の設問（Q1）は，知らないことは何かを聞いています．知らないことは恥ずかしいことではありません．そのまま学ばないことが恥ずかしいことなのだと思います．この設問の回答から，"ヘモグロビン A1c"，"アマリール"，"グルコケア" という言葉はほとんどの人が知りませんでした．それをクラスで共有したところ，知らないのは自分だけではないんだ，という意識が芽生え，徐々に討論が盛上がり発言が多くなっていきました．

　専門的な知識は，知ったかぶりをして誤った認識で使うと，大きな事故や命に関わる重大な問題に発展してしまうことがあります．"自分が知らないことを知らない"，§5・1・1 で説明した無知の知を認識したうえで，その気づきを学びに変え，積極的に使える知識にしてゆくことが専門家への道です．

ステップ 2　　次の設問（Q2，次ページ図）では，回答に使うために，あらかじめこのような "知識" を資料として提示しました．まず 1 人で回答を考えます．そうすると，他人はどのような情報を使ってどのような回答をするのか，気にな

りませんか．だから話し合いが始まります．自然に討論が始まります．そしてグループ数人で共有した回答をクラス全体で共有します．同じ資料を用いて同じシナリオを見ているので，出てくる回答には共通の内容もありますが，よく聞くとグループの個性が出ている内容もあり，多様性を実感する瞬間です．このように，似たようなもののなかにも個別の独特な意見があることを受入れることが個別化という考えにつながり，逆に一見，異なる意見に聞こえても共通の部分があることを自分の頭のなかで認識することが概念的理解であり，一般化につながります．

　ステップ3　　最後の設問（Q3）では，食品と医薬品の違いを考えます．日常では当たり前と思っていたことに"なぜ"という考え方を入れた例です．"改め

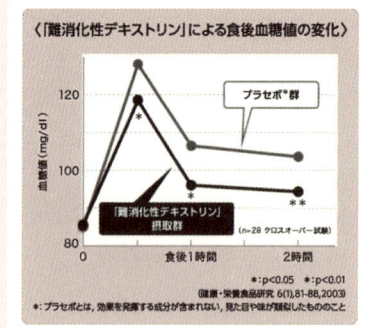

資料

グルコケアとは：食事で摂った糖の吸収を穏やかにする特定保健用食品．
関与成分難消化性デキストリンにより，食後の急激な血糖値の上昇を抑える．

〈「難消化性デキストリン」による食後血糖値の変化〉

方法

健康成人28名に「難消化性デキストリン含有粉末茶飲料」もしくは普通の粉末茶飲料（いずれも100mlの湯に溶かしたもの）を飲みながら，食事（カレーライス：602 kcal）を摂取していただきました．

結果

「難消化性デキストリン含有粉末茶飲料」を飲みながら食事を摂取したグループでは30分後の有意な血糖値上昇抑制効果がみられました．

食事と一緒に飲んでいただくことが大切です．

だから飲みやすく！緑茶風味の飲料に仕上げました．

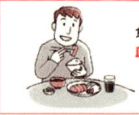

食事とともにおのみください．
血糖値は毎日の食事で対策しましょう．

中川致之，大河原雅晴，北川雄一郎，松本高明，健康・栄養食品研究，6(1), p.81-88（2003 年）より．

ステップ2

Q2 投稿の"質問"に，今のあなたならどのように答えますか？

個人で回答（5 分）
➡ 両側の学生同士で話合い（5 分）
➡ 3〜4 グループの結果を発表してクラス全体で共有（5 分）
➡ 教員による説明（5 分）

ステップ3

Q3 食品と医薬品の違いを，この質問者に説明してみましょう．

個人で回答（5 分）
➡ 両側の学生同士で話合い（5 分）
➡ 3〜4 グループの結果を発表してクラス全体で共有（5 分）
➡ 教員による説明（5 分）

Q4 今日の講義を受けて，感じたこと，変わったことなどを
　　教えてください ← 毎回必ず問う質問です

ポイント
知識が増えると説明内容が変わる．
（資料では不十分であると感じる．）

図 5・5　（つづき）

て聞かれると…"と戸惑っている学生もかなりいました．日頃，どれだけ言葉の
もつ意味を意識して使っているか，ということも気づきます．自分の考えを述べ，
十分に討論した後，簡潔に法令で決められていることを説明するだけで，"病気
の治療は医薬品，予防は食品で"という薬剤師にとって重要な大きな概念が学生
個人の頭の中にできあがります．概念とは，教えてもらうこと，学ぶことではな
く，具体的な数多くの事例から自分の頭の中で共通点を見つけ出すことです．そ
れらを次に起こる状況に応用することで，概念は広くなってゆきます．

　概念の形成と広がりを，今回のシナリオに基づいたアクティブラーニングをも
とに説明しましょう．少し専門的な内容になりますが，大まかな流れを理解して
いただければ本章の目的は達成です．

　今回のシナリオから，概念的思考につなげるための段階を図5・6に示します．

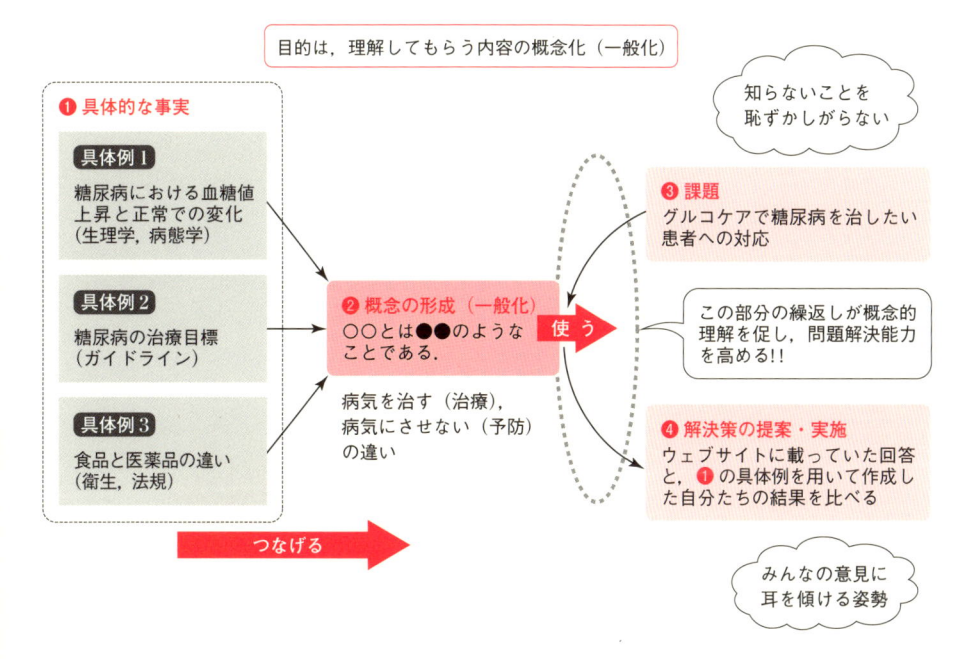

図5・6　概念の形成と広がり　図5・5のシナリオに基づいたアクティブラーニングをもとに説明.

　まず，"① 具体的な事実"として，具体例1から"糖尿病の血糖値上昇機序と
正常時のコントロール"について生理学的な現象を理解し，具体例2では，シナ
リオの相談者の"糖尿病の重症度と治療目標の関係"がどうなっているかを判断
します．具体例3では，相談者が"薬ではなく特定保健用食品で治したい"と思っ
ている相談結果から，食品と医薬品の役割の違いを考えます．この三つの具体的
な事実から，討論した学生の頭の中には，"相談者は糖尿病が進んでいて，薬物
で治さなければいけない状況なので，特定保健用食品を勧めるのではなく，薬物
治療に積極的に取組むにはどうしたらよいか"という問題点に気づきます．そし
て，"食品は疾病予防，医薬品は疾患治療に効果的"という"② 概念の形成"に
つながります．さらに，この相談者はなぜ薬をやめたいのか，ということに気づ
くと，"③ 課題"に対して ② で形成した概念をもとに討論し，④ 解決策の提案・

実施につながります．こうして"図5・5のシナリオに記載されている回答がベストではない"ということがわかり，自分から適切な回答が作成できるようになります．

b. 各学年で学んだ知識を使って問題を見つけ，解決に導く　ここまでは，1年生の学びに焦点を当てて，十分な専門知識がなくても知識をあらかじめ準備しておけば，その使い方を学ぶことができるという事例を紹介してきました．学年が進むと，覚えることが多くなり，進級試験に対しても敏感になり，ゆったりと考えることがなくなってきます．でも，1年次に資料としてあらかじめ先生方から用意された情報は，学年進行と共に皆さんの頭の中の引出しに着々と整理されてきます．知識をどのような状況で使うのか，常に考えながら学ぶ習慣をつけましょう．この科目は1年次で学ぶ，3年次で学ぶ，という言葉に惑わされず，知りたいときが学びの旬です．ぜひ，頭の引出しを整理して，必要なときに使える，足りないと感じたらすぐに補充する（学ぶ）ということを繰返す姿勢をもち続けてください．

　一度講義を聞いて，定期試験に合格したら終わり，あとは国家試験までに思い出せばいい，という一度限りの学びではなかなか学修成果が出ないことはおわかりいただけましたか．本書で紹介した修得・実践を繰返す，つまりやってみては振返る，という姿勢で学び続けることで第6章に示した臨床薬学，臨床における実務実習はもちろん，大学ならではの卒業研究が楽しくなり，充実した学生生活の後，社会に役立つ薬学部卒業生として活躍できること，間違いなしです．

第6章 臨床現場での学修をより効果的に行うための大学での学び

6・0　"F 臨床薬学"の三つのフェーズをどのように学ぶのか

　薬学教育モデル・コア・カリキュラムは，大きく変貌していく社会に真に貢献する薬剤師を育てることを想定して策定されています，高度化する医療に対応して，個々の患者の状況に適した責任ある薬物療法を実践する薬剤師，さらに地域住民の疾病予防，健康増進に主体的に貢献する薬剤師の養成を目指す学修目標を掲げています．

　"F 臨床薬学"の学修は，第2章にも示したように，"C 基礎薬学"で学ぶ基本的な科学知識を，人体や医療，環境，さらには患者や地域住民，社会のために活用する"D 医療薬学"，"E 衛生薬学"の学びに結びつけるところから始まります．そして，"B 社会と薬学"で学ぶ医療人としての心構えやコミュニケーション，社会規範などに関する知識を理解して「臨床で求められる基本的な能力」を身につけたうえで，"薬物治療の個別最適化"，"多職種連携への参画・薬剤師の職能発揮"，"医療マネジメント・医薬安全の実践"，"地域医療・公衆衛生への貢献"について質の高い薬剤師として活躍するために必要な多くの能力を修得することを目標としています．

　"F 臨床薬学"の学びは，図6・1に示すような三つのフェーズで学修を進めます．特にフェーズ② は大学だけでなく，患者や地域住民，医療スタッフなどのなかで体験しながら実際の医療現場（薬局，病院）に赴いて，上記の能力がどこまで身についているかを指導薬剤師から指導・評価を受け，自己評価を繰返しながら学修目標への到達を目指す学修領域です．大学では，本物の患者や生活者を対象に学ぶ機会はありませんが，フェーズ① で，教科書などに提示された事例や症例を模擬的に検討すること（いわゆるペーパーペイシェント*）から臨床現場での体験をシミュレーションして学びます．医療現場での限られた期間の実習（フェーズ② の「臨床における実務実習（臨床実習）」）で効果的に学ぶためには，大学でフェーズ① の準備学修をしっかり行っておく必要があります．

* 文章で書かれた事例の患者.

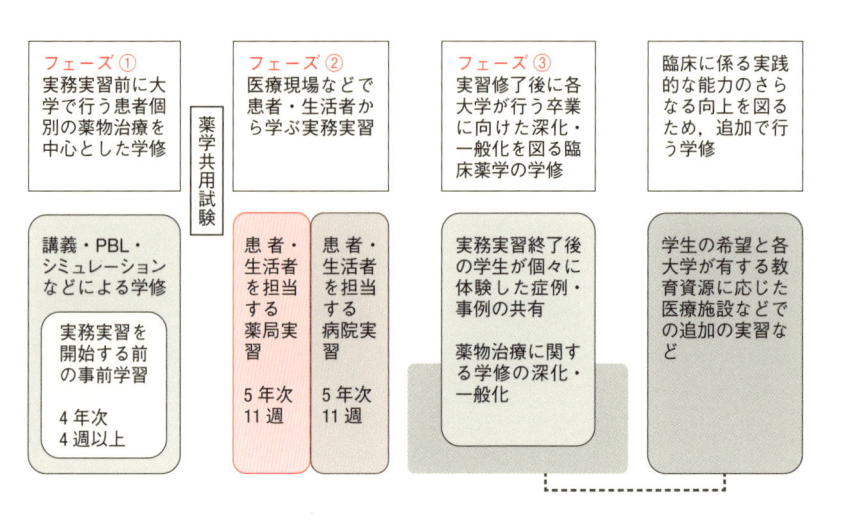

図6・1　"F 臨床薬学" 三つのフェーズ　薬学教育協議会，"臨床における実務実習に関するガイドライン〜薬学教育モデル・コア・カリキュラム（令和4年度改訂版）対応〜"，p.5（2023年）.

フェーズ ② の臨床実習では，多くの疾患や課題を体験し，体験を通して個々の患者に最適な薬物療法を考察し実践することで，大学での学びが深化・一般化し，薬物療法の実践的能力が向上します．臨床実習で体験する症例や課題は施設や患者ごとに異なり，その体験の深さもさまざまなので，実習終了後改めてフェーズ ③ として大学で実習生同士や指導者とともにそれらを省察・振返ることが重要です．自分が体験できなかった学修を共有し理解を深めることによりさらに "F 臨床薬学" の学修目標の到達度が上がります．

6・0・1　三つのフェーズ

a. フェーズ ① 臨床実習前に大学で行う患者個別の薬物治療を中心とした学修　　大学で学ぶ "D 医療薬学" では，疾患の一般的な知識や薬物療法での基本的な医薬品の使い方，医薬品情報の収集と整理，考察の基礎知識，さらには調剤の概念と，処方箋調剤で医薬品の調製を行う基本的な技能などを修得します．フェーズ ① では，そこで修得した一般的な知識や技能を，個別の事例や症例に適応し，個々の最適な薬物療法などを検討する学修を行います．フェーズ ② の臨床実習に向けて，大学が用意した種々の典型的な課題を含む事例や症例を考察，検討することで，個々の疾患や患者のどのような情報をもとに必要な知識を活かして対応すればよいかを身につけます．この過程では，一人で学修を進めることはもちろん，グループで課題を検討することで，チームとして臨床課題に対応する医療現場での多職種連携による医療へとつながります．さらに模擬患者と一緒にロールプレイをして，実際の医療現場に近い練習を行うことは臨床現場での対応を想定して行う効果的な学修方法の一つです．さらに，大学には医療学習に向けた人体シミュレータ*なども用意されているので，実際の患者の病態などに対応する準備を行うことができます．

＊ **人体シミュレータ**: 実際の人体の生理機能を人間形の機械で再現するトレーニング機器.

これらの学修を進めるにあたって，考察時に "D 医療薬学" だけでなく，"B 社会と薬学"，"C 基礎薬学"，"E 衛生薬学" で学んだ内容を振返りながら学修することが重要です．

b. フェーズ ② 医療現場などで患者，生活者から学ぶ臨床実習　　フェーズ ② の "臨床における実務実習" は，6 年間の学修のなかで唯一，本物の患者，生活者を対象に学べる貴重な学修期間です．大学で学んだ典型的な症例の学修をもとに，"医療現場" で患者，生活者を "担当する" 体験を通して，実際の医療現場における多様性，薬物治療における個別対応の深さや重要性を "人" のために行うという意識をもって学ぶことが大切です．臨床実習では，多くの病院や薬局で複数の大学の学生が実習を行うため，どの実習施設でもある程度標準的な共通の実習ができるように "臨床における実務実習に関するガイドライン" が作成されています．皆さんは，ガイドラインに従って，各実習施設で指導と評価を受けることになります．

臨床実習は，大学での学びがどこまで臨床の実践的能力として身についているかを評価する場でもあります．患者の個別最適な薬物治療の実践において，大学での学びだけでは足りない部分を実感し省察することで，さらに深く理解して，

それまで学修してきた知識や技術などとともに医療人としての心構えやコミュニケーションについても深化・一般化させて“F 臨床薬学”の学修目標の到達を目指します．自分が責任をもってその患者のために継続的なサポートを行うという薬剤師としての責務をしっかり意識して学修することが求められます．

c．フェーズ③ 実習終了後に大学で行う卒業に向けた深化，一般化を図る学修　臨床実習を実施する医療施設は多様な環境のため，すべての学生がまったく同じ体験や学修を行うことはできません．つまり，個々の学生の実習体験は実習施設も異なりさまざまであり，同じ疾患の薬物療法でも患者によって異なります．フェーズ③は，そのようなさまざまな実習での体験・学修内容を，実習終了後改めて，大学で多様な経験をした多くの学生が集まって大学教員（可能であれば医療現場の薬剤師）と一緒に振返り，共有し，実習の際には自分が経験できなかったこと，気づかなかったことを，みんなで集まって検討することで薬物治療の奥深さを共有し，深化・一般化していく学修です．臨床実習やそれに続くフェーズ③の学修のなかでは，臨床現場でまだわかっていない課題や未知の新たな課題を発見することも多いと考えられます．発見したそれらの課題はまさに“F 臨床薬学”の研究課題とも成りうるもので，“G 薬学研究”の実践にもつながります．

6・1　フェーズ① 臨床実習前に大学で行う 薬物治療の個別最適化の学び

A．大学で行う薬物治療の個別最適化の学び

6・1・1　薬物治療の概念の形成

　図6・2は，“D 医療薬学”と“F 臨床薬学”の関連をイメージ化したものです．第2章でも取上げた身近な疾患である“喘息”を例に考えてみます．“D 医療薬学”では，まず，薬理・病態で喘息の病態，つまり，正常な呼吸器とその機能に対して，どのような理由でどのように障害が起こり，どのような症状が起こるかを学びます．そして，その障害を改善させるために喘息に使われる医薬品がどのように効果を現すのか，その症状に対して，どのように軽快させるのかのメカニズムを学びます．また，医薬品情報では，現在の喘息の薬物治療の標準がどのようなものか，喘息と診断されたら，“まずこの薬から”というような推奨などが記載されているガイドラインについて，その位置づけや評価を学びます．このように，病気や医薬品の情報を調査して，集めた情報を評価する方法を学びます．一方，薬剤・製剤では，医薬品が身体に入って，どう出て行くのか（体内動態）を学ぶことにより，たとえば，腎臓や肝臓が悪いとき，今後どのようなことが起こるのかを推測することができるようになります．そして，効果的に安全に思うような効果発現させるためには，どのような剤形を選べば良いか判断できるようになります．喘息の治療薬は口から服用する内服薬（錠剤，カプセルなど）だけでなく，パウダー状の薬を吸入する剤形（吸入薬）もあります．吸入薬は，喘息

	喘息の薬物治療　≠　Aさんの薬物治療

D 医療薬学	F 臨床薬学
一般化（標準化）	個別化（一つの疾患だけではない）
薬理病態 ・喘息の病態と原因 ・治療薬の種類，作用機序， 　特徴と適応，副作用 **医薬品情報** ・喘息治療ガイドライン ・治療成果（エビデンス） 　➡ 何 % 有効か？ ・報告された副作用 **薬剤，製剤** ・治療薬の体内動態 ・腎機能と動態 ・製剤の特徴や種類	・患者情報　　　　　　　➡ Aさんの喘息の状態 ・処方薬の妥当性　　　　➡ Aさんに有効で適正な薬 　　　　　　　　　　　　　第 1 選択？　追加？ ・服薬可能な剤形 　（寝たきり，嚥下障害）➡ Aさんが使える剤形 ・投与量調節　　　　　　➡ Aさんの腎機能を考慮した投与量 ・服薬指導　　　　　　　➡ Aさんの理解に合わせて ・有効性モニタリング　　➡ Aさんでの薬効評価 　　　　　　　　　　　　➡ アドヒアランス向上 ・副作用症状と 　モニタリング　　　　　➡ Aさんの安全性確保 ・病識・薬識　　　　　　➡ Aさんの思いに寄添った医療

図 6・2　"D 医療薬学"の学びを "F 臨床薬学"の学びへ

の病態の主体である気管支や肺に直接到達するので，全身作用が少なく，効果的な使用が可能です．

　しかし，これらの知識が完璧であったとしても，目の前の患者の抱えている薬物治療の問題をすぐに解決できるわけではありません．

　図 6・2 にあるように，"D 医療薬学"では一般論を学びます．しかし，それを個別最適化しなければ，Aさんの喘息の薬物治療はできません．同じ喘息でもAさんの喘息の状態と，Bさんの状態は違い，使う薬も量も剤形も異なってくるかもしれません．Aさんの喘息治療をAさんの状態に合ったAさん個別に行うことが大切です．そのために，まず，Aさんの喘息の状態を患者情報や検査値などから確認し，Aさんの喘息の状態，重症度や年齢などを踏まえ，どの治療薬をどの剤形で，どの程度の量を使うのか考える必要があります．もし，Aさんが子どもなら，使える剤形も違います．高齢者だったら，吸入する力が弱くなっているかもしれません．さらに，用いる薬が水溶性で腎臓から尿中に排泄される薬剤であれば，Aさんの腎機能に合わせて減量しなればならないかもしれません．喘息の場合，吸入する医薬品が治療の主役です．患者が，もし間違った使い方をしていると有効成分が気管支にまで届きません．正しく使ってもらうにはどのように指導すればよいのか，実際に治療効果が出ているのか，発作の頻度は少なくなって，コントロールができているのか，状態が良くなっていないなら，きちんと吸入できていないのか，それとも吸入を忘れたりするのか，あるいは，その薬剤ではコントロールができない状態に悪化しているのかを考えることが必要です．吸入操作がうまくいかないことにより有害事象や副作用が出ることもあるので十分な注意が必要です．特に喘息の治療薬の吸入ステロイドは高齢者では，カンジダなどの感染症が起こりやすいこともあります．病気に対する認識や薬に対する認識が不足していると，生活環境の整備や生活習慣が疾患に良くないことが

あるかもしれません．喘息なのにタバコがやめられない患者もいます．

　つまり，このようなAさんに合わせた薬物治療を考えるには，Aさんの症例に“D 医療薬学”で学んだことを応用できるように訓練することが必要です．それが，“F 臨床薬学”のフェーズ ① で行う学びであり，ここで，薬物治療の個別化の概念を形成していきます．

　では，具体的な例を示しながら，薬物治療の個別最適化の学びをみていきましょう．わからない言葉や難しい内容がでてきますが，3〜4年後には，きっと理解できるようになります．まず，症例を読んで，どんなことができるようになるのか，想像してみてください．

6・1・2　学　修　目　標

　“F 臨床薬学”の“F-1 薬物治療の実践”の“F-1-1 薬物治療の個別最適化の学修目標”の 1)〜5) を示します．これがフェーズ ① の学修目標です．

> **F-1 薬物治療の実践**
> **F-1-1 薬物治療の個別最適化**（学修目標から抜粋）
> 1) 医薬品適正使用の概念を説明する．
> 2) 患者情報を適切に収集し，評価することにより，患者の状態を正確に把握する．
> 3) 薬物治療の評価等に必要な情報について，最も適切な情報源を効果的に利用し，情報を収集する．また，得られた情報及び情報源を批判的に評価し，効果的に活用する．
> 4) 薬物治療の問題点の抽出を行い，その評価に基づき，問題解決策を検討し，薬物治療を個別最適化するための計画を立案する．
> 5) さまざまなモニタリング項目から患者状態を的確に把握し，薬物治療の有効性と安全性を確認・評価して適切に記録する．

　どうでしょうか．こんなことが3〜4年後にきっとできるようになります．

　図6・3は医薬品の適性使用を概念化した図です．医薬品の適性使用とは，1993 年の“21 世紀の医薬品のあり方に関する懇談会”で提唱された概念ですが，今でも，薬剤師職能を適切に表現しています．

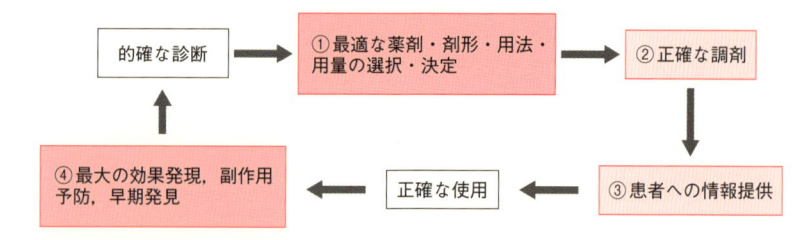

図6・3　医薬品の適正使用概念図　“「21 世紀の医薬品のあり方に関する懇談会」の最終報告”（1993 年）を図式化．

　的確な診断に基づき，① 患者の症状にあった最適・最善の薬剤とその剤形が選択され，適切な用法・用量が決定され，これに基づき，② 医薬品の調製を行う．ついで，③ 患者が薬剤についての説明を十分に理解し，適正に使用する．そしてその ④ 効果発現（有効性）や副作用発現（安全性）を評価し，フィードバッ

クするという一連のサイクルです．薬剤師は ①〜④ のいずれにも関わりますが，特に，① や ④ での役割発揮が求められます．これを繰返していくことで，医療の質が向上します．

適正使用を十分に理解したうえで，2)〜5) の学修目標の達成を目指して，ペーパーペイシェントを用いた統合学修を疑似体験してみましょう．

6・1・3　学 修 方 法

ペーパーペイシェントを用いた統合学修は，**課題解決型学修**（problem based learning, PBL）で実施すると効果的です．PBL とは，教科書を読んで，教員の講義を聴くというスタイルではありません．

PBL は，課題に含まれる何らかの問題点（problem: プロブレム）に焦点をあて，学生同士でディスカッションし，その問題解決の方法を見いだす学習方法です．たとえば，何らかの薬物療法上の問題点を含んだ患者の症例を課題とした場合の流れを見てみましょう．最初に患者の症例が提示されます．症例には，その患者の病気の履歴，服用している薬の履歴，検査データ，飲酒や喫煙などの生活歴や家族歴などが含まれています．

それらを 8 人程度のグループでディスカッションし，患者の薬物療法の問題点を探り，現状を分析します．患者の疾患に対して適切な薬剤が選択されているか，腎臓や肝臓の機能に対して適切な薬が適切な量で処方されているか，服用薬の副作用（有害反応）が出ていないか，服用薬同士の良くない飲み合わせがないか，薬を正しく服用しているか，健康食品やサプリメントなどが薬の効き目に影響するようなことはないかなど，ディスカッションを重ね，問題点を識別し，抽出します．不明点については，メンバーで分担し，調査を行います．

ついで情報共有です．教え合うことで，新たな学びが生まれます．分担された内容は，一人一人が責任をもって調査し，説明します．自分の努力不足がメンバーの理解に直結するので責任感が生まれ，モチベーションが高まります．他のメンバーが思わぬ発見をしたり，調査結果を示してくれて，ディスカッションが進んだり，理解が深まったりします．また，人に教えることで初めて自分の理解不足に気づき，次の学びにつながります．このプロセスを繰返し，ディスカッションを重ね，その患者の問題点を薬剤師としてどのように解決するかについて計画を立てていくのです．この過程を一言で表すと"学び方を学ぶ"であり，ペーパーペイシェントではありますが，自分の学びがこの人の状態を改善することにつながるという動機づけは，持続的な学び，学びのモチベーションにつながります．

6・1・4　ペーパーペイシェントを用いた統合型学修の事例

まず，次のシナリオを読んでみましょう．実は §2・2 で提示した症例と同じ患者です．§2・2 では来院時だけの症例提示をしましたが，ここでは長い病気との付合い（病歴）が示されています．"何だろう？"と思うこと，わからない言葉に下線を引いてみてください．今は，下線だらけでもかまいません．

a. シナリオ

シチュエーション：外来（病院）

患者氏名：平○晴△（H.H. さん）

性 別：女性，年齢 76 歳，身長 155 cm，体重 48 kg

職 業：無職

家族構成：夫（80 歳）と二人暮らし．息子夫婦は近所に住んでいる．夫は不動産会社の社長であったが引退し，息子が継いでいる．

教 育：高校卒

主 訴[*1]：夜間の咳，呼吸困難

現病歴[*2]・**経過**：

- **25〜5 年前**

　約 25 年前に喘息を発症し，約 20 年前からステロイド吸入薬を使用していたようであるが詳細は不明．喘息症状のコントロールは良くなったり悪くなったりを繰返していた．特に冬に寒くなると，喘息発作が起こって，救急外来を受診することも多かった．

- **5〜2 年前**

　喘息症状のコントロールはあまり良くなく，徐々に吸入ステロイド剤の量が増えてきた．しかし，救急外来を受診することは減った．

喘息症状：1 週間に 1〜2 回，夜間の症状で睡眠が妨げられることは 1 週間に 1 回あるかないか程度であった．

定期受診：コロナ禍になってからは，あまり受診することは良くないと考え，3 カ月に 1 回程度受診していた．

救急受診：コロナ禍では，救急に受診することは控えており，ひどい発作時は，前から救急時にともらっていたプレドニゾロンを自己判断で 1 週間くらい内服していた．

日常生活：家事や食事の準備をするのはなんとか大丈夫な程度．

- **2〜1 年前**

喘息症状：この 1 年は，息切れや咳の症状が週に 1〜2 回で，増悪治療薬も週 1 回程度の使用．

定期受診：3 カ月に 1 回

救急受診：年に 3 回ぐらいひどい発作が起こることがあったが，そのときは，上記と同様，プレドニゾロンを自己判断で服用し，救急受診は控えていた．

日常生活：日常の家事はしんどくて，時々はかどらないことが多くなってきたように感じている．食事の用意も辛いときは，簡単にできるそばやうどんなどの麺類をつくることが多くなった．75 歳を過ぎたころから特に麺類は，すすれないことも多くなってきたので，コンビニでお弁当を買うようにしていた．

- **1 年〜3 カ月前**

喘息症状：息切れや咳の症状は，毎日ではないが，1 日おきぐらいにある．夜眠れないことも週に 1 回程度ある．

定期受診：3 カ月に 1 回

救急受診：この 1 年も 2 回ぐらいひどい発作が起こった．しかし，新型コロナウイルス感染症のオミクロン株の脅威でやはり救急への受診はせず，プレドニゾロンを自己判断で服用し救急受診はしていない．

日常生活：日常の家事は相変わらずしんどいので，買いに行かなくてもよいのでフードデリバリーを利用することが多くなった．

・本　日

　喘息症状: 喘息症状は, 軽い日もいれると, ほぼ毎日のような気がする. 夜眠れないことも週に 1 回はある. 増悪治療薬も週に 2〜3 回は使っている.

　救急受診: 3 カ月前から本日までひどい発作は起こっていない.

　日常生活: 3 カ月前と同じ.

家族歴[*1]: 父 (気管支喘息, 70 歳死去)

生活歴: 喫煙なし (夫の喫煙による受動喫煙歴 30 年, 現在夫は禁煙して 10 年)

飲　酒: 機会飲酒

サプリメント: なし

OTC 医薬品: ルルアタック® EX (かぜのとき)

睡　眠: ときどき不眠

食事・食欲: 定期的/食欲普通

既往歴[*2]: 蓄膿症 (治療は特にしていない)

アレルギー歴: アレルギー性鼻炎

副作用歴: 特になし

身体所見 (本日): 血圧 148/83 mmHg, 心拍数 102拍/分, 呼吸数 27回/分, 体温 36.5 ℃

　喘鳴 (++), 心音異常なし. 胸部 CT 気管支壁肥厚, 骨粗鬆症, 白内障 (別に治療中であるが見えにくい)

診断名: 気管支喘息

アドヒアランス[*3]: 患者 "喘息は苦しいので吸入のお薬はちゃんと吸入しています. 飲む薬も飲んでいます"

お薬手帳: 持っている. 病院で喘息日誌ももらったが, 面倒で調子が悪いときぐらいしかつけていない.

薬　歴: これまでの服用歴を表6・1に示す.

臨床検査値: これまでの臨床検査の結果を表6・2に示す.

*1 **家族歴**: 本人とその近親者の健康や病気の情報.

*2 **既往歴**: これまでかかった病気などの情報

*3 **アドヒアランス**: 患者が治療方針の決定に賛同し積極的に治療を受けること.

表6・1　薬歴 (患者の服用している薬の履歴)

商品名	規格	経路	用法・用量					25〜5年前	2年前	1年前	3カ月前	本日
			回/日, 1回									
サルタノール®インヘラー	100 µg	吸 入	1 回		2	吸入	発作時	●	●	●	●	●
テオドール錠®	200 mg	経 口	1 回/日, 1 回		2	錠	就寝前	●	●	●	●	●
フルタイド 100 ディスカス®	100 µg	吸 入	2 回/日, 1 回		1	吸入	朝就寝前	●				
フルタイド 200 ディスカス®	200 µg	吸 入	2 回/日, 1 回		1	吸入	朝就寝前		●			
アドエア 250 ディスカス®	250 µg	吸 入	2 回/日, 1 回		1	吸入	朝就寝前			●		
アドエア 500 ディスカス®	500 µg	吸 入	2 回/日, 1 回		1	吸入	朝就寝前				●	●
キプレス®錠	10 mg	経 口	1 回/日, 1 回		1	錠	就寝前				●	●
プレドニン®錠 5 年前に処方されたもの, 現在は処方なし	5 mg	経 口	2 回/日, 1 回		5	錠	朝3錠昼2錠食後	●詳細不明		●急性増悪時 1 週間程度自己判断で服用		

表6・2　臨床検査値（患者の検査データなど）

臨床検査値フォーマット			
患者: 平○晴△			
○年○月○日	単　位	3カ月前	本　日
WBC	$\times 10^3/\mu L$	5.9	5.8
RBC	$\times 10^4/\mu L$	385.0	390.0
Hb	g/dL	12.0	12.0
Ht	%	35.0	36.0
PLT	$\times 10^4/\mu L$	30.0	30.0
CRP	mg/dL	0.20	0.20
TP	g/dL	6.6	6.5
Alb	g/dL	4.5	4.5
T-Bil	mg/dL	0.3	0.4
AST	IU/L	20.0	22.0
ALT	IU/L	15.0	18.0
LDH	IU/L	135.0	140.0
ALP	IU/L	140.0	145.0
γ-GTP	IU/L	35.0	32.0
Na	mEq/L	140.0	138.0
K	mEq/L	3.4	3.4
Cl	mEq/L	100.0	99.0
Ca	mg/dL	9.0	9.2
BUN	mg/dL	10.0	11.0
Cr	mg/dL	0.72	0.72
血液像			
好中球	%	60.6	
好酸球	%	10.6	
好塩基球	%	0.9	
単　球	%	5.3	
リンパ球	%	22.3	
血清 IgE	IU/mL	650.0	
血清 ECP		20.0	
RAST	μ/L	スギ　　　　　（＋） ダニ　　　　　（＋） ハウスダスト（＋）	
FEV$_1$	L	1.21	
%FEV$_1$	%	60.0	
SpO$_2$	%	95.0	95.0
FeNO	ppb	50.0	55.0
ACT		14	14
喘息日誌より			
PEF（パーソナル 　　ベスト使用）	L/分	230	240
%PEF	%	63.8	66.6

b. 問 題 抽 出

学修者の問題点抽出：グループメンバーである学修者のその時点で理解している内容には差があることが普通です．しかし，そのままにしておくと，単に"調べた内容の発表"に終わってしまい，学修者自身の問題解決のみで，患者（症例）の問題解決に至らないことが多いのです．そこで，まず，学修者自身のお互いの知識不足を明らかにし，補うことを目的とした**スモールグループディスカッション**（small group discussion，SGD）を行います．たとえば，臨床検査値の正常値，疾患の定義や使用薬剤の詳細などを問題点として取上げ，グループ内で説明し合い，知識を統合しても解決しない問題は，**ラーニングイシュー**（learning issue，LI）① として取上げます．LI ① は，グループ内で分担して調査を行い，次の SGD で情報共有を行います．

患者の問題点抽出：学修者個人の不明な点は解決したので，次に，純粋に症例の問題点に焦点を当てたディスカッションに移行します．

たとえば，**表6・3**は米国の薬学教育で使われていた Drug Therapy Assessment を基本に日本での実情に合わせ大幅に改変したものです．これを症例の患者に当てはめ，チェックを繰返すことで，患者の抱えている問題点 (以後，プロブレム) が明確となり，薬剤師として必要最小限の介入項目が自然と身につくことをねらいとしています．

グループで一つずつチェックしながらディスカッションし，学修すべき項目，つまり，この患者の解決すべき問題を LI ② としてピックアップします．LI ② は，SGD の症例分析の結果となります．LI ① と同様，分担して調査します．

教員目線でいうと LI ① は，これまでの学びで十分にアウトプットできるほど身についていない内容であり，これを毎回分析することで，それまでの学びの不足部分の振り返りができ，授業改善の鍵につながるかもしれません．LI ② は，このペーパーペイシェントの問題として学修者がピックアップした内容のリストですので，SGD の方向性にずれや不足がないかを確認することができ，的確なフィードバックが可能です．

c. 患者の問題を解決するために学びを振返り統合する

　　この SGD の間に，この PBL で扱っている疾患や，薬について，"D 医療薬学"の薬理・病態，医薬品情報，薬剤・製剤の学びや，さらには，"C 基礎薬学"の生物や化学の学びを振返る時間をとると効果的です (第2章参照)．たとえば，喘息は呼吸器の疾患です．C-7-11 では呼吸器系の器官の構造と恒常性維持の仕組みを学びます．そもそもどうして息ができているのか，気管支のまわりには平滑筋がありますが，その収縮の機構と神経支配，気管支の炎症から過敏性の亢進，気道のリモデリングへと進み，気管支が狭窄し，喘息の症状である喘鳴や呼吸困難，咳が起こってくる機序を振返ります．そして，治療アプローチとしては，気管支の平滑筋の収縮の神経支配に対する理解から，気管支平滑筋を弛緩させることができれば息ができること，つまり，急性期の治療薬として使えること，リモデリングの進行を阻害するには…，そもそも一般的な治療は何が優先されるのか…と理解をさらに深めていきます．また，"B 社会と薬学"で学んだ医療法規や制度，保険

表6・3　プロブレム識別シート（患者の問題点の識別）

プロブレムのタイプ		初期評価	プロブレムの有無	プロブレムの有無を判断するうえでの自分たちの疑問点・不明点
不適切な徴候	追加治療の必要性	未治療の症状があるか？　それは薬物治療の必要があるか？	有・？・無	
		症状の改善がなく，薬剤変更もしくは追加投与が必要か？	有・？・無	
		予防投与や前投与などをすべきリスクをもっていないか？　リスク状態にないか？	有・？・無	
	不必要な薬物治療	適応のない薬剤が使用されていないか？	有・？・無	
		習慣や依存などにより不必要な量を服用していないか？	有・？・無	
		薬物療法が最適か？　非薬物療法の方が選択されるべきではないか？	有・？・無	
		同様の効果をもつ薬剤が投与されていないか？	有・？・無	
		不必要と考えられる薬剤を服用していないか？（漫然とした長期投与，副作用の予防薬，すでにない症状に対する薬など）	有・？・無	
		持ち込み薬剤（他院からの薬剤）があるか？　識別はされているか？	有・？・無	
適正な薬剤選択		選択された薬剤の有効性は明らかか？　コンセンサスの得られたガイドラインで推奨されている薬剤か？	有・？・無	
		選択された薬剤（主薬，添加剤）にアレルギーの既往はないか？	有・？・無	
		選択された薬剤は，この患者のその他の背景（禁忌，慎重投与，高齢者，小児，妊婦授乳婦など）に対して配慮されているか？	有・？・無	
処方計画		処方薬の用量と投与間隔は適切か？（通常量か患者に合わせて調節されたものか？　多すぎないか？　少なすぎないか？）肝機能：（AST:　　ALT:　　），腎機能：（SCr:　　Ccr:　　）年齢：高齢・超高齢・小児・幼児・乳児	有・？・無	
		頓用使用があるか，それは，適切か？	有・？・無	
		投与経路，剤形は，効果的で安全で，便利で，患者に合っているか？	有・？・無	
		投与スケジュールが複雑で間違いやすくないか？	有・？・無	
		投与期間は，適切か？	有・？・無	
モニタリング		薬物療法の有効性のモニタリングがなされているか？　必要か？	有・？・無	
		薬物療法の安全性のモニタリングがなされているか？　必要か？（警告などがある，特に重篤な副作用が多い，死亡例があるなど）	有・？・無	
副作用イベント		薬によると考えられる症状があるか？　薬によると考えられるか？（時間的因果関係を確認）	有・？・無	
相互作用（薬−薬,薬−栄養,薬−検査）		薬−薬相互作用はあるか？　それは臨床的に問題になることか？	有・？・無	
		薬と食事との相互作用はないか？　それは臨床的に問題になることか？	有・？・無	
		薬が臨床検査値に干渉することはないか？　それは臨床的に問題になることか？	有・？・無	
嗜好品，健康食品など		酒？　たばこ？　コーヒー？　その他（　　　　　　　　　）	有・？・無	
		OTC，健康食品，サプリメントなど？（　　　　　　　　　）	有・？・無	
アドヒアランスなど		患者は，医療過誤の経験やアドヒアランス不良があるか？	有・？・無	
経済上の問題		選ばれた薬剤は［先発品/後発品］か？　その選択は患者にとって，メリットがあるか？	有・？・無	
薬識，病識		患者の病識は十分か？　病識不足が悪影響を及ぼしていないか？	有・？・無	
		患者の薬識：有効性の面での薬識は十分か？	有・？・無	
		患者の薬識：安全性の面での薬識は十分か？	有・？・無	
		患者の薬識：服用の仕方などの薬識は十分か？	有・？・無	
		家族への情報提供が必要か？	有・？・無	
		薬剤情報提供書やお薬手帳を利用しているか？	有・？・無	
その他				

や，"E 衛生薬学"で学んだ公衆衛生，環境衛生との関連など，すでに履修した基礎科目の知識を，症例を通じて振返り，薬物治療として統合する大切な過程です．実際に経験できるような演習ができるとさらに効果的です．喘息ですと，吸入デバイスの種類やその吸入指導，ピークフローメーターによるコントロール状態の可視化の方法など，机上の空論から実際に使える能力に高めるには重要な方略です．

d. 患者の問題点の整理と解決策の提案　　そして，調査した内容を SGD で共有し，患者の現状を評価し，その評価に基づいて，適正な薬剤の選択，不適切な薬剤の是正，患者背景（高齢者，腎障害時，妊婦，授乳婦など）に対する処方設計，モニタリング，副作用イベントの発見，相互作用に対する対応，アドヒアランスの問題，後発医薬品の選択などについて，この患者のゴールはどこで，どう介入するかをディスカッションしていきます．この過程で，抽出したプロブレムをタックシールに書き出し，その関係性をディスカッションしながら，ホワイトボード上に図示すると効果的です．プロブレムは患者の抱える問題点ですから，プロブレム同士の関連や，それがもたらしている状況や症状との関連が可視化されることで互いの関係性が明確になり，これまで気づかなかったことに気づいたり，プロブレムの緊急度や重要度から，まず取組むべき優先性なども考えることができます．**図6・4**にプロブレムマップの例を示します．

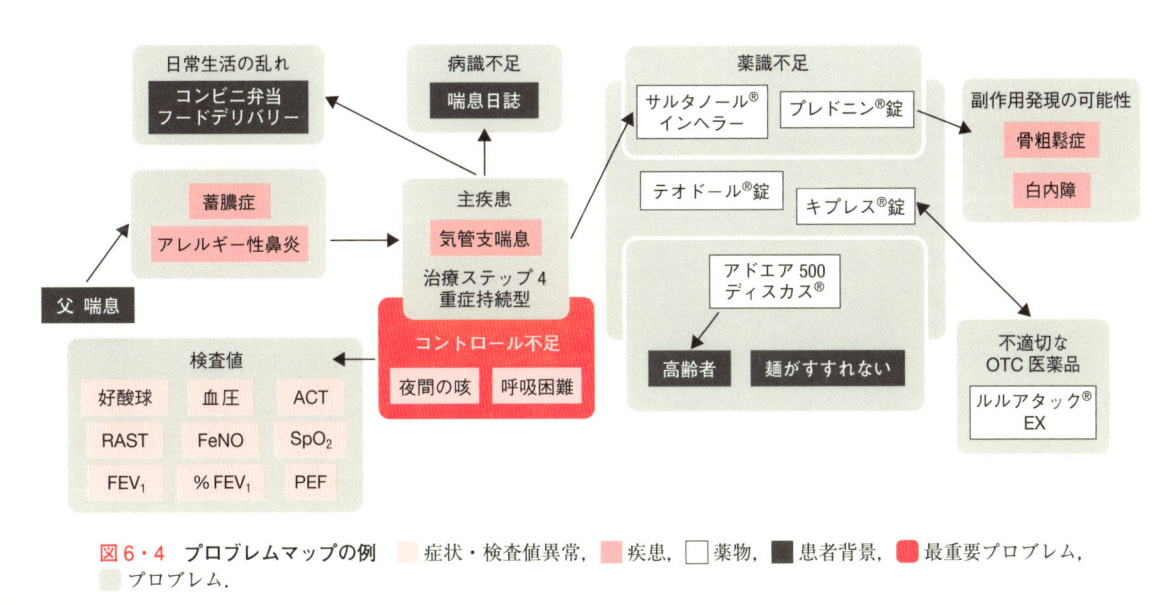

図6・4　プロブレムマップの例　□ 症状・検査値異常，□ 疾患，□ 薬物，■ 患者背景，■ 最重要プロブレム，□ プロブレム．

次に，それぞれの問題点の優先性も考慮し，最終的には，**ファーマシューティカルケアプラン**を作成します．ファーマシューティカルケアプランとは，患者の抱える問題点の解決を図るための計画書です．**表6・4**に，あるグループがつくったファーマシューティカルケアプランの一部を例として示します．ここには，患者の抱える問題点ごとに，現在の状況とその評価，その問題に対する患者が目指すべきゴールと目標値，そして，どのように介入するか，つまり，処方変更を依頼するのか，剤形を変えるのか，変更せずにモニタリングするのか，それ

表6・4　ファーマシューティカルケアプランの例

	プロブレム	現在の状況/アセスメント	ゴール/目標値	介入方法（処方変更、追加、中止、モニタリング、服薬説明、患者教育などの介入方法の効果を評価するパラメータなど）	フォローアップ時期、頻度
気管支喘息	喘息のコントロール不良	**S:** 夜間の咳、夜に眠ることができない、喘息発作による呼吸困難。**O:** 麺類をすすることが難しい。喘鳴（++）、FEV_1: 1.21[L]、%FEV_1: 60%、SpO_2: 95.0%、FeNO: 55.0%、ACT: 14、PF: 240[L/分]、血清IgE: 650.0[IU/mL]、好酸球: 10.6%、血清ECP: 20.0[µ/L]　処方内容: アドエア500ディスカス1回1吸入1日2回 **A:** 本患者の喘息症状はほぼ毎日起こっており、週に1回は夜間症状がみられ、しばしば症状の増悪がみられることから現在中等症持続型相当の気管支喘息と考えられる。現在の治療はステップ3に相当するものであることから、また本患者はステップ3の治療を行っているにもかかわらず、1年前に比べ喘息症状に改善がみられず、むしろ発作の頻度としては多くなっていることを踏まえ、現在の治療ステップを考慮すると本患者は重症度持続型の気管支喘息であると考えられる。 麺をすすることが難しくなってきたことを踏まえ、本患者はアドエアディスカスを吸入する際に吸入力が足らず、効果的な薬効を得るまでの薬量を肺に送達できていないと考えられる。よって、アドエアディスカス（DPI）をアドエアエアゾール（pMDI）に変更することができ、肺沈着率も15〜17%から29%に向上するという理由からアドエアエアゾールは本患者背景により適切な製剤であると考えられる。 本患者はFeNO: 55.0ppb、血清IgE: 650.0[IU/mL]であることから2型炎症、そのなかでもアトピー型喘息の可能性が考えられる。以上よりステップ4の治療をル（ICT+LABAの合剤）をはじめとし、LTRA、SRTの併用によるステップ4の治療を施しても喘息の改善傾向がみられなかった場合にはIgE抗体製剤であるオマリズマブを追加投与の必要性が考えられる。	**喘息症状の改善:** 喘息症状の頻度が週に1〜3回、夜間症状の頻度が週に1回以下。 喘息コントロールテスト（ACT）: 20〜24点。 PEF: 256以上。（患者の基準値である320.6の80%以上）	・アドエア500ディスカス1回1吸入1日2回をアドエア250エアゾール1日2吸入1日1回へ剤形変更を主治医に提案する。 ・アドエア250エアゾールに変更後、1カ月後の来院時に、喘息日記を確認し喘息症状の改善やコントロールテストにより喘息のコントロール状態が良好であるかを確認する。 ・コントロールが不良で喘息症状の改善が認められない場合には、生物学的製剤であるゾレア（オマリズマブ）皮下注の追加投与を主治医に提案すること。（用量: 600mg、4週間ごと）パラメータ: PEF、ACT	次回来院時
気管支喘息	アドエア500ディスカスの吸入不良	**S:** 夜間困難、呼吸困難も飲んでいる薬も飲んでいる。75歳を過ぎたころから特に喘息症状はすすれないことも多くなってきた。喘息症状は軽い日もいれるとほぼ毎日のような気がする。増悪治療薬も週に2,3回は使っている。 **O:** 3カ月前にアドエア250ディスカスからアドエア500ディスカスへの増量。 **A:** 現在処方されているアドエア500ディスカスはドライパウダー製剤定量吸入器である。患者は種類をすすることができないため吸い上げる力が弱くなっていると考えられる。そのため、練習器で吸いて吸入できるかを確認し、種類を変更をすすめられないということを踏まえ、吸入デバイスを変更する必要があると考えられる。吸入には同調が必要なため補助具の使用を患者に実際に使って…	**ゴール:** 薬剤をセットバイスに吸入できるデバイスを使用し、正しく使ってもらう。	**介入方法:** デバイスの変更提案 **介入内容:** 練習器で音が鳴るかの確認をし、鳴らなければアドエア500ディスカスからアドエア250エアゾールに剤形変更の提案をする。また、吸入方法の指導を行い、同調が難しければスペーサー、吸入器のボタンを押すのが難しければその両方を必要に応じて使用してもらう。	本日

とも教育をするのか，さらに，その介入結果はどのように評価するのか，フォローはどのように行うかなどが記載されています．

e. 発表とフィードバック　グループごとにファーマシューティカルケアプランや，特に最重要と判断したプロブレムについて発表し，ディスカッションします．同じ症例なのに，最重要プロブレムがグループによって違う場合もあるし，また，治療薬の選択がまったく異なることもあります．多様なケアプランの提案は，さらに深い学びにつながります．

そして，症例提供者からの，症例提示の意図や想定していた最重要プロブレムとその対応についてのフィードバックを受けます．

今回の例示の症例は，以下のようなポイントがありました．

【症例のポイント】

- コロナで受診控え，高齢になりドライパウダーインヘラー（DPI）の吸入が難しくなっている患者の重症化
- 現在の患者の状態，コントロールの的確な把握
- デバイスの使用状況の確認（麺がすすれない→吸入不足の可能性）
- 難治性重症持続型の喘息に対する適切な薬物選択

DPI: dry powder inhaler

図6・5は，この症例を時系列に横に書き出し，コントロールの状態やそのときの治療，検査データを一覧にしたものです．

次に，この症例の最重要プロブレムに対するファーマシューティカルケアプランの一部の例を示します．

【最重要のプロブレム】

 # 喘息コントロール不足

S[*]：［喘息症状］喘息症状は，軽い日もいれると，ほぼ毎日のような気がする．夜眠れないことも週に1回はある．増悪治療薬も週に2～3回は使っている．
　［救急受診］3カ月前から本日までひどい発作は起こっていない．
　［日常生活］3カ月前と同じ．麺がすすれない，日常の家事もしんどい．

O：SpO_2: 95, FeNO 55 ppb, ACT: 14, PF: 240（66％）
　［処方］アドエア500ディスカス®，サルタノール®インヘラー，テオドール®，キプレス®錠

A：現在，治療ステップ4で治療中．コントロール不良が持続している状況．真の重症度は最重症持続型と考えられる．1年前から麺がすすれないという訴えもあり，ドライパウダーインヘラー（DPI）では吸入ができていなかった可能性がある．

P：吸気のチェックを行いDPI→定量噴霧吸入器（pMDI）に変更．さらに，高齢であり，白内障もあることから，スペーサーおよび補助具が必要と考える．
　　さらに，コントロールの状況をみて，生物学的製剤の追加を検討すべきである．

【その他のプロブレム】

#病識・薬識不足：コロナ禍での受診控えによる，コントロール不良の放置と経口ステロイド不適正使用→喘息コントロールの重大性認識不足（予後，ステロ

* **SOAP**："Subject（主観的情報）"，"Object（客観的情報）"，"Assessment（評価）"，"Plan（計画）"のことで，医療従事者がカルテなどの記載において広く使用している記録方法の一つ．これを問題点ごとに記載することで，多職種間での情報共有がしやすい．

	25〜5年前	2年前	1年前	3カ月前	本　日
		受診控え，経口ステロイド不適正使用	麺をすすれなくなってきた		
コントロール状態		コントロール不良	コントロール不良	コントロール不良	コントロール不良
治療ステップ	1	2	3	4	4
重症度	—	中等症持続型	重症持続型	重症持続型	最重症持続型
基本治療	200 μg/日 低用量	400 μg/日 中用量	500 μg/日 中用量	1000 μg/日 高用量	1000 μg/日 高用量
LABA[†1]（サルメテロール）			100 μg/日	100 μg/日	100 μg/日
追加治療	• テオフィリン • 経口ステロイド 　緊急時対応	• テオフィリン • 経口ステロイド 　緊急時対応	• テオフィリン 　+LTRA[†2] • 経口ステロイド 　緊急時対応	• テオフィリン 　+LTRA[†2]	• テオフィリン 　+LTRA[†2]
増悪治療	サルタノール	サルタノール	サルタノール	サルタノール	サルタノール
血液像			好中球　　60.6 % 好酸球　　10.6 % 好塩基球　0.9 % 単　球　　5.3 % リンパ球　22.3 %		
血清 IgE			650.0 IU/mL		
血清 ECP（好酸球塩基性タンパク質）			20.0 μ/L		
RAST（特異的 IgE 検査）			ス　ギ　　　（+） ダ　ニ　　　（+） ハウスダスト（+）		
FEV$_1$（1秒量）			1.21 L		
% FEV$_1$（1秒率）			60.0 %		
SpO$_2$（酸素飽和度）			95.0 %		95.0 %
FeNO（呼気一酸化窒素濃度）			50.0 ppb		55.0 ppb
ACT（活性化凝固時間）			14		14
喘息日誌より					
PEF（ピークフロー，パーソナルベスト使用）			230 L/分		240 L/分
%PEF			63.8 %		66.6 %

†1　LABA: 長時間作用型 β$_2$ 受容体アゴニスト
†2　LTRA: ロイコトリエン受容体アンタゴニスト

コントロール不良に対し，この時点でアドヒアランス，吸入手技の確認をすべきであった．

麺がすすれなくなったという訴えから，年齢とともに吸気が弱っていると考えられる．
→ デバイスの変更を検討するべきであった．

コントロール不良の状態であり，デバイスの変更と最重症状態からの脱却を目指し，生物学的製剤の適応も考慮する．

図6・5　この症例の経過と介入ポイントの例

イド…)

#**骨粗鬆症, 白内障の合併**: 病歴および経口ステロイド乱用と, 年齢によるもの
と考えられるが, 今後の使用も含め教育が必要. デバイスでの工夫も加え, 適
正使用をはかる必要がある.

#**高血圧の発症**: 高血圧症が発症したか, 副作用による発症か, いずれにしても
治療が必要かどうかの判断が必要.

#**OTC 医薬品の使用**: アスピリン喘息であれば, 使用後の悪化エピソードなど
があると考えられ, 確認する必要はある. 確認後, その可能性が高い場合は,
OTC 医薬品の使用についての教育が必須.

6・1・5　効果的な学修評価

　この学修を行い, 皆さんは評価を受けることになります. 何を評価されるのか
というと, 最初に示した学修目標 (p.104) に到達しているかが評価されます.
しかし, 知識を問うテストが高得点であったとしても, 患者を目の前にして, こ
れまで記載してきたようなこと (パフォーマンス) ができるかどうかは判断でき
ません. そこで行われるのが**ルーブリック評価**です. 学修目標は, 皆さんがその
能力をもっていれば示すことができると考えられるパフォーマンスを文章で表現
しています. しかし, 一足飛びに学修目標のようなパフォーマンスが示せるわけ
ではないので, その到達度を段階的に表現したものが**学修評価ルーブリック**とよ
ばれるものです. **表6・5**は, 実務実習ガイドライン (令和4年度改訂コアカリ

表6・5　学修評価ルーブリック

観 点	アウトカム	第2段階	第1段階
		大学での評価 (シミュレーション)	
(a)-1 患者情報の把握	具体的な症例の患者情報を適切に入手し, 現状評価に利用する.	高齢者, 妊婦・授乳婦, 小児, 各種障害をもつ症例など, 特に注意すべき患者背景をもつ症例に対し, 的確に患者背景を把握し, 要約する. 症例にとって好ましいアウトカムを生活の質 (QOL) の維持・改善などの視点から検討する.	提示された症例の患者背景, 疾患情報を的確に把握し, 要約する.
(a)-2 情報の収集と評価	具体的な症例の薬物治療情報を適切に入手し, 現状評価に利用する.	得られた情報および情報源を批判的に評価し, 効果的に活用する. 必要に応じて, さらなる情報調査を行う.	症例の疾患の一般的な治療法を把握し, 使用されている医薬品の基本的な情報を収集する.
(b)-1 問題点の識別と解決策の提示	具体的な症例の薬物治療の問題点を抽出し, その改善や解決策を提示する.	有効性の面では, 現状評価に基づき, 薬物治療をよりよいものにする治療設計 (処方変更, 中止, 継続の提案など) を立案する. 安全性の面では, 相互作用, 副作用の発現の有無などを検討し, 必要に応じて, 治療設計 (処方変更, 中止, 患者観察など) を行う. 検討結果を適切に SOAP 形式などで記録する.	入手した患者情報や薬物治療の情報をもとに, 適正使用, 有効性, 安全性の観点から, 現在の症例の薬物療法に問題がないか検討し, 問題点を識別する.
(b)-2 解決策の提案	具体的な症例の継続したモニタリングを実施する.	具体的な症例の継続した有効性, 安全性のモニタリング計画を立案する. 結果を適切に SOAP 形式などで記録する.	具体的な症例の疾患に対する薬物治療の有効性と安全性をモニタリングする指標を適切に指摘する.

対応版）の別表より抜粋したものです．学修評価ルーブリックの表には，段階ごとに標準的なパフォーマンスが文章で示されています．こんなパフォーマンスが示せるようになったら，第2段階まで成長したねというような評価を行うわけです．この学修評価ルーブリックは，コア・カリキュラムの評価の指針に基づいてつくられています．

つまり，この評価を受けることができるような学習をする必要があるということです．

ペーパーペイシェントによる学修も，皆さんのパフォーマンスや学修の結果作成したファーマシューティカルケアプランなどのプロダクトを観察して評価します．この学修には，SGDが重要ですので，学修者同士の同僚評価（ピア評価）も重要です．もちろん，別のペーパーペイシェントの症例に対して，1人で患者の問題点を抽出し，調査し，ファーマシューティカルケアプランを提案するという実践テストも効果的です．症例問題を使ったペーパーテストで実施することもできます．"喘息の治療薬をあげなさい"で，求められているのは，この喘息の患者に何を選べば良いかです．このように評価基準を先に示すことで，皆さんもどこまで学修をすれば良いかが理解できますし，目指すことができます．"学べば学ぶほど，自分が何も知らなかったことに気づき，気づけば気づくほどまた学びたくなる"という学修の正のサイクルがうまくまわることで，実力がつくようになります．

B. 薬物治療の個別最適化を目指した薬剤師の業務

6・1・6 薬物治療の実践

図6・3（p.104）の医薬品の適正使用の概念図を再度見てください．A（§6・1・1～§6・1・5）では，この概念図の ① と ④ に焦点を当て，個々の患者の薬物治療の個別最適化へのアプローチの学びについて具体的な症例を紹介しました．

§6・1・6 と §6・1・7 では，薬剤師の業務の視点から ①～④ を眺めて，大学での学びを紹介します．該当する学修目標は下記の通りです．

F-1 薬物治療の実践
F-1-1 薬物治療の個別最適化（学修目標から抜粋）
6）医薬品の適正使用の観点から，処方監査・解析を行い，疑義照会・処方提案を実践し，調剤，服薬指導，患者教育等を行う．

日常の薬剤師の業務では，処方監査・解析を行い，患者情報と医薬品情報に基づき，処方の妥当性，適切性を判断します．もし，処方箋に何らかの疑義があり，処方されている患者の背景から考えて確認が必要な場合は，疑義照会の必要性を判断し，適切なコミュニケーションのもと実施します．この過程は，大学においても，繰返し訓練を行います．

　調剤（医薬品の調製）では，計数，計量，一包化，混合，錠剤などの粉砕，適切な賦形，自己注射剤，注射剤の無菌調製などを学びます．調剤（医薬品の調製）の手順や，注射剤の調製の手技には，理論的な裏づけがあります．患者や薬剤師自身のリスクを減らす，医療過誤や医療事故を防ぐためです．これは，"D 医療薬学"の製剤学，調剤学で学んだ理論に裏づけされたものであり，それを実際に使うことで，医薬品の有効性や安全性を担保できるようになります．手技をまねるのではなく，その意味合いを深く理解することで，実際の現場で実施できるようになります．

6・1・7　進化する薬剤師業務

　調剤監査や処方監査は，学問的裏づけのみならず，情報通信技術（ICT）の進歩によって，医療現場では，より安全に，より正確性を担保した進歩を遂げています．

　近年，医療・介護・健康に関するデジタル化・ICT 化が提唱され，医療現場ではデジタルヘルスの導入が進んでいます．特に，新型コロナウイルス感染症の蔓延により，オンライン診療[*1]が解禁され，オンライン服薬指導[*2]の実施も可能となりました．

　今後も電子処方箋やマイナンバーカードによる診療情報の共有など，技術革新に合わせた医療の DX 化が進むなかで薬剤師の業務にも大きな変化が起こることでしょう．

　たとえば，オンライン技術と物流の発達によって，日本中どこに居住していても同じ薬局の薬剤師から継続した服薬指導を受けることも可能になるでしょう．新世代の"かかりつけ薬局"のあり方である"その地域の人が生まれてから亡くなるまでの一生を一つの薬局で継続してフォローできる体制"も整いつつあります．このように，大学教育の現場と臨床の現場における乖離を埋め，医療に貢献できる薬剤師の育成を図るため，実際に臨床で活用され始めている ICT 技術を大学教育にも取入れた準備教育[*3]が導入されています．今や手書きの薬歴やカルテから，電子薬歴や電子カルテなどのシステムを利用する方向に進んでいます．これは，自動的な注意喚起や患者への連絡ができるなど，便利であるばかりか，蓄積された情報を解析することで，患者ケアにおける問題解決や業務改善への大きな手がかりにすることができるという紙媒体ではできなかった利点があります．また，オンライン診療では，遠隔で患者自身が測定した血圧や体温を遠隔にいる医師にデータ送信して，診断のサポートをするような仕組みも利用されています．これらは，B 領域の"B-5 情報・科学技術の活用"で学んだことの応用です．これらを大学教育から導入することで，医療のデジタル化に順応しやすくなるとともに，ICT 技術を使うことで，膨大な情報を効率的に入手し，問題解決能力の訓練に直接利用することができるようになります．

　一方，実際の臨床現場では，緊急時の対応などめったに体験できないことや患者に何度もやり直すことや，練習を重ねることはできませんから，医療 AI[*4]やVR[*5]技術を利用した教材の開発も順次進んでいます．

[*1] **オンライン診療**: 遠隔医療のうち，医師−患者間において，情報通信機器を通して，患者の診察および診断を行い診断結果の伝達や処方などの診療行為を，リアルタイムで行う行為をいう．遠隔医療とは，"情報通信機器を活用した健康増進，医療に関する行為"と定義されている．

[*2] **オンライン服薬指導**: 患者がスマートフォンなどのデバイスを活用して，ビデオ通話（音声＋映像）で薬剤師の服薬指導を受けることをさす．

[*3] 文部科学省，"ウィズコロナ時代の新たな医療に対応できる医療人材養成事業（令和 3 年度補正）"の選定取組．

[*4] **医療 AI**: AI（artificial intelligence, 人工知能）によって医療の質の向上を目指した取組みのことで，ゲノム医療，診断，治療，医薬品開発，介護など，利用領域は多岐にわたる．

[*5] **VR**: virtual reality（仮想現実）の略号．コンピューターによってつくり出された仮想的な空間などを現実であるかのように疑似体験できる仕組み．VR ゴーグルなどを付けることで，リアリティーをもって体験，体感ができる．

6・2　フェーズ ② 臨床実習における学修

　医療現場である薬局や病院で行う臨床実習（フェーズ ②）では，大学で1年生から学び身につけてきた知識や技術を総動員しフェーズ ① で学修してきた"F 臨床薬学"の個別最適な薬物治療，多職種連携，医療安全，感染予防，地域医療への貢献，セルフメディケーションの推進，災害医療への貢献などの学修を，実際の医療現場で"実践"して，自分の能力として何が身についたのか，何がまだ不十分なのかを振返りながら薬剤師としての実践的能力を高める機会となります．

　薬剤師になるための学修で重要なのは，医療の担い手である薬剤師として求められる基本的な資質・能力を生涯にわたって醸成するため，1) 多職種の関わりのなかで将来の自己の役割・責任を認識できる能力を向上させることと，2) 医療機関という枠組みを越えて患者中心に医療全体のなかでの薬剤師の役割・責任を俯瞰できる能力を向上させることです．

6・2・1　臨床実習（フェーズ ②）では何をどのように学ぶのか*

*　薬学教育協議会，"臨床における実務実習に関するガイドライン～薬学教育モデル・コア・カリキュラム（令和4年度改訂版）対応～".

　"F 臨床薬学"を構成する三つのフェーズのうち，フェーズ ② の学修は，医療現場などで患者・生活者から学ぶ実習を通して，臨床の実際の状況のなかで，大学で学修した知識などを活用して，臨床現場やそこで見つけた課題にどのように対処するかを学ぶという位置づけで，医療現場で即戦力として業務を遂行できることを目指すものではありません．将来，医療・保健・福祉・介護における社会的ニーズに対応し貢献する薬剤師として活躍できる基本的な臨床実践能力，そして課題や問題の発見能力とそれらを解決する実力の修得を目指すものですから，単に薬剤師業務を体験することや薬剤の調製などの技能を身につけることが目的ではありません．"なぜ"その業務を薬剤師が行っているのか，"なぜ"今はできないのか，その意義や役割を理解し，薬学教育モデル・コア・カリキュラム（コアカリ）に示された学修目標の示すものとのつながりを考えながら学修を進めていくことが肝要です．

　医療現場で実際の患者・生活者を担当する経験から学ぶために大切なことは，単に個々の患者・生活者の状況や背景に合わせて適切な薬物治療を実践するだけではなく，"自分が担当する患者"，"自分が指導する生活者"として責任をもって対応すること，医療人として真に寄添うとはどういうことかを感じながら学ぶことです．患者・生活者に自分の意見や指導を押し付けていないか，本当にその患者・生活者の役に立っているのか，"患者・生活者中心"の医療を自分は真に心がけているのか，常に考え，振返りながら実習を進めていきましょう．

　臨床実習は生涯にわたる自己研鑽のスタート地点であり，コアカリに示されている"基本的な資質・能力"を"生涯研鑽"の目標として深く認識してほしいと思います．

　では，"F 臨床薬学"に示されている学修目標とそれらに対応した臨床実習の一例を紹介します．

F-1 薬物治療の実践

> **F-1 薬物治療の実践**
>
> **F-1-1 薬物治療の個別最適化**（学修目標から抜粋）
>
> 6) 医薬品の適正使用の観点から，処方監査・解析を行い，疑義照会・処方提案を実践し，調剤，服薬指導，患者教育等を行う．
>
> 7) 個々の患者背景を踏まえ患者の最善のアウトカムを考慮し，科学的根拠に基づく薬物治療の計画を立案する．
>
> 8) 薬物治療開始時からその必要性と安全性を評価し，医薬品の不適正使用等によるリスクを回避するとともに，薬物治療開始後の患者の状態を継続的に把握し，適切に評価し，医薬品の有効性と安全性を確保する．
>
> 9) 疾患の病期（急性期，回復期，慢性期，終末期）や患者や家族の希望，年齢（小児から高齢者まで），生理学的変動，療養の環境や生活状況を踏まえ，その状況に適した薬物治療を計画立案し，関係者間の情報共有により，シームレスな薬物治療を実践する．
>
> 10) 複数の疾患，複数の医薬品が複雑に関連して治療を受けている患者の薬物治療について，その安全性，有効性を評価し，生活の質（QOL）の維持・改善，副作用の予防・早期発見等を実践する．
>
> 11) 多職種の専門性や思考，意識等の違いを理解し，連携する多職種とどのように関われば最も患者・生活者にとって有益かを模索する．多職種からの評価を受け入れ，連携による患者・生活者のより効果的な薬物治療と継続的な薬学的管理を実現する．

"薬物治療の個別最適化"は薬剤師業務の根幹となるものです．臨床実習では，上記の学修目標修得のために以下のような実習内容で学びます．

〈実習内容（例示）〉

薬局，病院でさまざまな疾患（たとえば循環器疾患，糖尿病，感染症など）の患者を実習期間中継続的に担当して，以下の（i）～（vii）に示す個別最適化のための薬物治療のサイクルを実践します．

i) 患者の薬歴やカルテ，指導記録などを確認し，患者の背景や状態，変化を把握する．

ii) 患者に処方された医薬品の内容を監査し，監査後正確にその医薬品を調製する．調製後処方通りであるか調製者以外の者の確認の監査を経て患者に提供する．

iii) 患者面談で現在の状態を正確に把握し，薬物治療の効果，有害事象などを確認する．特に，初回の面談では，詳細な聞取りを行う．

iv) 患者の薬物治療の問題（たとえば処方薬，その用法・用量など）の把握に努め，薬物治療の計画を検討する．

v) 問題を発見したらどのように対応するか考察し，疑義照会，処方提案などを実践し，薬物治療の個別最適化に向けた介入を行う．

vi) 介入の結果を踏まえ，効果的な薬物治療のために患者指導を行い，患者が理解できたかを確認する．

vii) 薬物治療実践の記録を作成し，多職種と情報共有する．その際，自分の実

践した内容について振返り，さらによい提案や指導方法などについて省察して，次回につなげる．

　患者の薬物治療を行うためには，処方通りに正しく医薬品の調製ができることが基本です．大学で練習した散剤や水剤，軟膏剤などの調製を医療現場に合わせて実践しますが，大学とは違い，医療現場での医薬品の調製は実際の患者がそれを服用・使用することを忘れてはいけません．薬剤師は患者に薬を渡す最終責任者です．正確に調製した医薬品を正しく安全に使ってもらえるように患者に渡すことは薬剤師の責務です．個々の患者の処方に基づく医薬品の調製を行い服薬指導することで薬物治療の実践は進みますが，医薬品の調製を行う前に，患者情報と医薬品情報からその患者に適切なのかを判断することが，個別最適化の薬物治療の重要なポイントの一つです．この処方が本当にその患者に最適なのか考察していくなかで，上記の個別最適化の薬物治療のサイクルが始まるわけです．

　【薬局での薬物治療の実践例】　まず，処方箋を受付けてから調製した医薬品を渡して服薬指導する一連の調剤業務から始まります．薬局では，湿布薬のみの処方から複雑な症状に対応した多剤の処方までさまざまな処方箋調剤を体験することになります．典型的な疾患，たとえば生活習慣病（高血圧，糖尿病など）の薬物治療の個別最適化を実践していきながら，しだいに複雑な多疾患が併存する患者の薬物治療を体験していくことで，大学で学んできた知識や技術を個々の患者にどのように応用するのか，理解できるようになります．薬局に来局する患者は自宅で生活しながら治療する比較的症状が軽い患者が多いですが，その症状が改善するように，悪化して入院に至ることがないように生活全般を確認しながら指導していくことが求められます．もちろん，病院から退院した患者には病院での治療状況をしっかり確認して再入院に至らないよう，病院と連携して患者情報を共有し，必要であれば薬局から入院時の薬物治療の情報提供を依頼したり，薬局で得た患者情報を病院に提供したりします．

　薬局での実習では，在宅支援療養中の患者を担当して患者宅を訪問して薬物治療を実践します．在宅支援も来局者の薬物治療と実践の場が変わるだけです．定期的に患者宅を訪問し，薬の服薬状況，薬物療法の効果や副作用の確認などを行い，医師やケアマネジャーなどに報告書で情報提供します．

 コラム　　**在宅医療における薬剤師のバイタルサインチェックの実践**

　　在宅で療養する患者の支援では，病院とは違い，常に専門の人が患者を看ているわけではないので，定期的に患者宅を訪問する多職種が全員でその患者の情報を共有し，治療や介護にあたることが重要です．薬剤師も調製した医薬品を届け指導を行う際には，患者の体調や生活状況などを詳細にチェックして関係する多職種に情報を提供することが求められています．現在は，訪問した患者宅にて，薬剤師が体温，脈拍，血圧，動脈血酸素飽和度（SpO$_2$）の測定や食事・排泄・睡眠状況などの確認を行い，担当医師やケアマネジャーに報告書などで情報提供して多職種との連携をはかることが多く実践されています．臨床実習でもこのような体験を通して在宅医療における薬剤師の役割について理解を深めることができるでしょう．

【病院での薬物療法の実践例】 病院は薬局で体験した患者と違い，疾患の状態が悪化して入院での治療や手術を行う患者への薬物治療の実践が主となります．また，病院では，病院の診療の記録，カルテを実習時に確認しながら薬物治療を検討できます．患者の疾患の診断名，薬物治療の経緯，検査値などが詳細に記載された情報から，その患者に最適な薬物治療を考察していきます．また，入院中は継続的に随時面談も可能です．入院時の初回の面談から，手術後の状態，退院時まで，患者の薬物治療の効果や副作用などに継続的に関わっていくことで，フェーズ ① として大学で学んだ薬物治療の考察を実際の患者で実践することになります．最初は，症状の軽い患者への対応から始まりますが，実習が進むにつれて，重症であったり遺伝的な素因に課題があったり症状がなかなか改善しないような患者にも対応します．特に病院では "がん" の薬物治療を体験することが多くなります．"がん" の治療では，レジメンの確認や最新の治療に関する文献の検索なども必要になります．また，多くの高齢者では加齢による合併症とそれに伴う多剤併用傾向にあり，薬物間相互作用のリスクが増大します．さらに，視覚・嚥下能力などの身体機能低下による服薬困難に対し，適切な支援が必要となります．このように多様な患者背景に対応した適切な薬物療法を実践して多様な背景をもつ患者への臨床実践能力の修得を目指しましょう．

退院する患者さんのサポートも重要です．退院後の処方の検討や退院後にサポートを担当する "かかりつけ医"，"かかりつけ薬剤師"，地域の介護施設などへの情報提供も入院時の持参薬の確認とともに病院薬剤師の重要な業務です．

このような体験から，薬局薬剤師の薬物治療と病院薬剤師の薬物治療の役割の違いとそれぞれの責務，さらには連携の重要性も理解できるはずです．

F-2 多職種連携における薬剤師の貢献

F-2 多職種連携における薬剤師の貢献
F-2-1 多職種連携への参画・薬剤師の職能発揮 （学修目標から抜粋）
3) 機能が異なる病院間，病院と薬局間，薬局と薬局との間等の施設間の連携，地域包括ケアシステムにおける医療，保健，介護，福祉に関する連携に参画して，入退院時等における療養環境の変化にシームレスな患者支援を実践する．
4) 連携する多職種とともに，患者・生活者にとって何が重要な課題かを明確にし，共通の目標を設定し，チームの活動方針を共有し課題解決を図るとともに，薬学的観点からチームの活動に有益な情報を提供する．
5) 患者や家族が議論や意思決定に積極的に参加できるように多職種・患者や家族に働きかける．
6) 各専門職の背景が異なることに配慮し，双方向に互いの専門職としての役割，知識，意見，価値観を共有する．また，相互理解を深め，対立や葛藤を回避せず，お互いの考えを確認しながら連携する職種間の合意を形成し，患者・生活者の問題解決を図る．

多職種連携は，病院内だけではなく，これからの時代の地域医療に求められる重要な課題です．薬剤師としてどのように多職種連携に参加すればよいのか，さら

に多職種連携のなかで薬剤師がその職能を存分に発揮するにはどのように行動すればよいのかを理解するため，2024年時点で参考となる実習内容を以下に示します．

〈実習内容（例示）〉

【薬局での多職種連携】　在宅支援する患者の地域包括ケアシステムのカンファレンスなどに参加し，多職種との情報共有を行います．薬剤師として患者に支援できることの提案やアドバイスなどを行って，特に，入退院時には，病院・介護施設からの情報確認，病院・介護施設への情報提供など薬物治療の情報はもちろん，地域で患者の希望に合った生活ができるような生情報の共有も重要です．

【病院での多職種連携】　病院内の各種医療チーム（たとえば栄養サポートチーム，感染対策チームなど）の活動に参加するなかで，多職種の視点を理解し，チームによるサポートの効果を実感することができます．入退院時には，連携する医療・介護施設，薬局などとの情報共有や具体的な連携作業を実践します．

F-3　医療マネジメント・医療安全の実践

F-3　医療マネジメント・医療安全の実践
F-3-1　医薬品の供給と管理（学修目標から抜粋）
1）流通状況を踏まえ，医薬品の供給及び管理を適切に実施する．
F-3-2　医薬品情報の管理と活用（学修目標から抜粋）
1）医療環境に応じて医薬品の情報源や情報媒体を把握し，利用して網羅的かつ最新の医薬品情報を収集し，医療機関や患者集団への情報の適合性や必要性を考慮する．また，根拠に基づいた適切な評価及び目的に応じた加工を行い，医薬品情報の提供，発信（伝達）を行う．
F-3-3　医療安全の実践（学修目標から抜粋）
3）医療過誤やインシデント・アクシデント事例を収集し，要因を解析した上で，発生時や対応時における法的措置（刑事責任・民事責任）を理解し，医療環境に合わせた適切な対応と予防策を検討する．
F-3-4　医療現場での感染制御（学修目標から抜粋）
1）感染症を発生させない環境整備等に努め，感染源や媒介者にならない等，感染予防や健康管理に留意して行動する．

医薬品の適切な供給，管理は，薬剤師の基本的な業務であり，安全で有効な医療を行うためには施設内で使用する医薬品の情報を適切に整理していち早く提供していくことが必要です．

また，医療現場で実際に過誤や事故を起こせば，患者・生活者の命にも関わる重大事をまねきかねません．特に，医療現場での感染制御は常に最も配慮しなければならない課題です．実習では，実際に医療施設で使う医薬品の供給と管理，使用している医薬品の情報管理を実践します．

医療現場でどのように安全に配慮した活動が行われているか，どうすれば過誤や事故，感染を防げるか，常に意識して行動してください．

〈実習内容（例示）〉

【医薬品の供給と管理】　医薬品の入庫や出庫の際，向精神薬や麻薬，冷所保存や遮光など特別な注意を要する医薬品の管理を大学で学んだ法的な知識などを振返りながら確認します．薬局製造販売医薬品（薬局製剤）や病院の院内製剤などの調製や品質管理などを行うこともあります．

【医薬品情報の管理と活用】　施設内の医薬品に関する安全性情報の整理と提供を行います．また，医薬品に関する医師からの問合わせに資料などを調べて回答することも重要な業務の一つです．

【医療安全の実践・医療現場での感染制御】　施設内の医療安全に関する体制や規定などを確認し，それがどのように実践されているか確認してください．また自らのヒヤリハット*1 やプレアボイド*2 事例の報告や振返りを通して，医療現場での安全対策をより確かなものにします．医療現場では常に感染に留意し，感染予防を実践することは忘れてはいけません．

*1 **ヒヤリハット**：患者に健康被害が発生することはなかったが，医療安全上，ヒヤリとしたりハットした事例．

*2 **プレアボイド**：医療現場で薬剤師の対応により患者の不利益（たとえば副作用の発現）が回避できた事例．

F-4　地域医療・公衆衛生への貢献

> **F-4　地域医療・公衆衛生への貢献**
> **F-4-1　地域住民の疾病予防，健康維持・増進，介護・福祉への貢献**（学修目標から抜粋）
> 1）地域住民が自らの健康生活を維持するための健康の相談窓口として，有益な知識・情報を積極的に提供し，適切なアドバイスを気軽に受けられる環境を整備して，地域住民の健康維持・管理を支援する．
> **F-4-2　地域での公衆衛生，災害対応への貢献**（学修目標から抜粋）
> 1）薬剤師として求められる地域住民の生活・衛生環境の保全，疾病予防や感染拡大防止による医療環境の維持・整備を実際の地域の中で実践し，地域住民の健康的な環境を確保する．
> 2）住民・児童生徒に向けた保健知識の普及指導・啓発活動を実践して，住民・児童生徒の公衆衛生意識を向上し，生活環境の向上に積極的に寄与する．
> 3）災害時に薬剤師が果たすべき役割や備え等を理解し，行動（シミュレーション）する．

薬剤師が地域の医療・介護・福祉，公衆衛生に貢献するということは，地域住民の病気を予防する，病気を悪化させない活動を行うことであり，健康なときから病気治療中のとき，そして亡くなっていくときまで人生のすべての場面で薬剤師が支援することを意味します．地域のなかで活躍する薬剤師は，身につけた科学的知識を地域住民のために活用する"まちの科学者"であり，薬局には地域の"健康センター"としての機能が求められます．

大学で学ぶ医療・公衆衛生の知識はセルフメディケーション，プライマリケアへの貢献に必須です．地域住民の健康維持や健康増進に身につけた知識や技術が役立ちます．介護・福祉の知識は，地域包括ケアを住民と一緒に進めるときに必要です．もちろん在宅支援の際は介護保険の対応も行います．また，環境や化学物質，生化学などの知識は，地域の環境を守り，住民の生活を守る公衆衛生に活

用できます.

　日本は災害の多い国です. 地震などの災害時に薬剤師はどのように貢献するのか, いろいろな事例を調べて, 災害が起こったらどう行動すれば良いかも考えてみましょう.

〈実習内容（例示）〉

　【地域住民の疾病予防，健康維持・増進，介護・福祉への貢献】　薬局に来局された方の健康相談, 栄養相談に対応して, 必要に応じて薬局で販売されている一般用医薬品や健康アイテムを提供します. 相談の内容によっては資料などを調べ, 食生活や運動指導, 禁煙指導や口腔ケアなどの指導, 健康増進の適切なアドバイスを行って, 住民の健康, QOLの改善に貢献します. 地域で行われる住民健康フェアなどに参加して, 地域への情報提供や啓発活動を実践しましょう. また, 介護相談, 認知症の相談など, 地域包括ケアシステムのなかで実践されている住民啓発活動などに参加し, 地域の状況を調査・分析して適切な提案などを行います.

　【地域での公衆衛生への貢献】　住民の衛生管理の保全のための活動（食中毒の予防や有害生物の駆除など）や感染予防の啓発や消毒の指導, 衛生用品の供給, ワクチン接種の推奨などの活動, 感染拡大時の薬剤師の活動などは, 体験談を共有するだけでもある程度身につきます. また, 薬局によっては学校薬剤師の業務として児童・生徒に向けた薬の正しい使い方などに関する教育活動を実践しています.

　【災害対応への貢献】　実際の災害時の活動を体験することは難しいですが, その地域で災害時にはどのように対応するのか, 災害時の体制を調査して, 来るべきときに備えた準備や備蓄などを考察することはできます. さらに, 実際に災害に遭った地域では, 薬剤師がどのように活動したか確認し, 薬剤師の貢献について考察してみましょう.

6・2・2　臨床実習の評価はどのように行われるのか*

* 薬学教育協議会のホームページでは, 2018年度以降の"実務実習の良い事例集"を公表している.

　臨床実習は, 知っていること（ペーパーテスト）で成績を判定するのではありません. 大切なことはどこまで臨床に対する理解が進み成長したのかを評価することです. 臨床現場の課題は一つとは限りません. その患者・生活者にとって何が一番適切な対応かということを常に考察するため指導薬剤師と協議したり, 文献を調査したりしてその対応案を決めていきます. その案のなかで最も良いと思われるものを実践しますが, 実践の結果からさらに考察を重ね対応を決めていくこともあります. そのプロセスの考察の深さや適確さがどの程度向上したか自分自身で振返り, 評価してレベルアップを目指すことが重要です. もちろん, そのプロセスを指導薬剤師や教員がサポートしながらどこまで成長したかを評価していきます.

　臨床実習では, 施設で学んだことを毎日整理してレポート（日報）を書きます. そこには実習の内容だけでなく, 毎日の学修を振返り, 何が良く理解できたか,

何がわからなかったのか，自分の学修で何が不足しているのか自己評価した結果を記入します．また，その週の実習内容を振返って1週間の自分自身の成長を確認するための“週ごとのレポート（1週間の振返り）”を作成します．そのような日報・週ごとのレポートを指導薬剤師，教員が確認し，アドバイスしながら実習を継続します．また，実習で学修した内容は，実習記録（ポートフォリオ）として自分で集めた資料などとともに経時的にすべて整理します．この総合的に実習の過程をまとめた実習記録も何をどこまで学修したかを評価する重要なアイテムとなります．

これらの記録をもとに，実習期間中に数回，概略評価を指導薬剤師と一緒に行います．この概略評価は学修評価ルーブリックを使って行います（表6・5参照）．指導薬剤師の評価と自己評価が違うこともあると思いますが，指導薬剤師の実習生の評価は薬剤師の先達として厳しい視点で評価されるものですので，その評価である理由をよく聞いて理解し，自分自身のレベルアップに活かしていってください．

最終評価（単位認定）は，大学教員が実習生の日報，週ごとのレポート，実務実習記録をもとに学修内容を確認し，概略評価をもとに，指導薬剤師への聞取りとともに，実習中の体調管理や医療人としての姿勢や態度などを考慮して評価することになりますが，あくまでも重要なのは，自分自身が成長をしっかり実感できたかどうかです．実習前より何が身につきできるようになったのか，そこを評価するのが実務実習の評価です．

臨床実習では長期間大学外で学修を行います．予期せぬことや不安になることも多いかと思いますが，実習生が円滑に実習を進められるように，大学と実習施設は常に連絡を取合ってサポート体制を整えています．何か不安なことや困ったことがあればいつでも大学の担当者に相談すれば対応してくれますので，安心して臨床実習に臨んでください．

6・2・3 進んだ臨床実習（フェーズ②）の事例紹介

実習がどのように行われるか，2024年度時点の事例をあげて説明してきましたが，皆さんが臨床実習を行うときには，もっと進んだ環境で行われることが十分予想されます．今回あげた事例にとらわれることなく，現場の環境に順応して主体的に学んでください．以下に示す内容は，2024年度の時点では進歩的な内容と考えて提示するものですが，皆さんが実習するときにはどこの地域でも当たり前になっているかもしれません．

a. 薬局実習で体験してみたい業務・活動

ICTシステムの活用による薬局地域連携：地域の医療機関を暗号化されたネットワークで結ぶことにより，患者が病院・診療所を受診した際の検査・診断・治療内容・説明内容を，他施設における診療にも生かすことができる地域医療連携ネットワークシステムを構築している地域があります．基幹病院とかかりつけ病院間の連携のみならず薬局への情報提供が可能なシステムで，提供される情報に

*1 厚生労働省 健康・医療・介護情報利活用検討会 介護情報利活用 WG，"地域医療情報ネットワーク「あじさいネット」の医療と介護の情報共有について"（2023年）．

*2 PwC コンサルティング合同会社，令和4年度 厚生労働省医薬・生活衛生局委託事業，"オンライン資格確認等システムの基盤を活用した電子処方箋に関するモデル事業一式 中間報告書"（2023年）．

*3 薬事日報メールニュース（2022年10月19日，https://www.yakuji.co.jp/entry99162.html）参照．

*4 長崎大学ホームページに掲載のプレスリリース（2023年4月17日，https://www.nagasaki-u.ac.jp/ja/guidance/kouhou/press/pdf/20230417-3.pdf）参照．

*5 長崎大学ホームページに掲載のプレスリリース（2023年9月25日，https://www.nagasaki-u.ac.jp/ja/guidance/kouhou/press/pdf/338file1_202309251342 59.pdf）参照．

ついては治療内容や診療記録のほか，検査結果や画像情報も含まれます*1．これらの情報をもとに処方箋監査を行うことで，重複投与の防止につながることや患者の病状や病歴を知ることで的確かつ細やかな服薬指導が可能になっています．さらに，基幹病院入院中における薬物治療の経過や薬剤管理指導の記録を確認することで，地域の薬局においても継続性のある服薬指導に活用されています．

電子処方箋やマイナンバーカードの導入を受け"オンライン資格確認等システムの基盤を活用した電子処方箋に関するモデル事業"が実施されています*2．このモデル事業において電子処方箋管理サービスを用いて重複投与の防止や併用禁忌薬の回避につながる可能性が報告されています．今後マイナンバーカードの普及に伴いオンライン資格確認等システムへの診療データ蓄積が進むことで，患者情報に基づく適切な服薬指導につながることが期待されます．このような ICT システムを活用した薬剤交付後の経過確認（服薬期間中における薬物治療の継続的なフォローとアセスメント，患者や処方医へのフィードバックなど）の業務は，ICT を活用したこれからの薬局薬剤師業務推進に貢献すると考えられています．

地域住民のための健康サポート機能："健康サポート薬局"は，かかりつけ薬局・薬剤師の機能に加えて，地域住民の主体的な健康の保持増進を積極的に支援する機能を備えています．このような"健康サポート薬局"では地域のなかで率先して地域住民の健康サポートを積極的かつ具体的に実施することが求められています．薬局の健康サポートに関する取組みについては，医薬品の適正使用に関する情報提供のほか，相談内容に応じた専門職種，関係機関への紹介などがありますが，そのなかでも，利用者自らが採血した検体を用いて血糖値や血中脂質などの生化学的検査を行う簡易検体検査を行う"検体測定室"を設置し，健康意識の醸成や医療機関受診への動機づけを高めるサービスを提供している薬局も増えてきています．さらに，心電計付き血圧計を用いて薬局での心電図測定を実施して地域住民の健康増進に寄与する活動事例*3もみられます．また，健康イベントなどで，簡易心電計を用いた地域住民向け心房細動スクリーニングを実施している事例もあります*4．地域における心房細動スクリーニングイベントには，地域薬剤師のほか，心房細動について学んだ薬局実習生も参加し，大学教員と共に協働して心房細動スクリーニングを行っており，大学での学修を患者・生活者との関わりに活かしています*5．

感染拡大時の地域医療への貢献：新型コロナウイルス感染症流行時にはワクチン予防接種において，予診のサポート，ワクチン注射の調製・充填への協力に加え，抗原検査キットの販売など，地域の医療専門職として薬剤師は活躍しました．今後も新興感染症の流行などの際に多職種と連携した有事への新たな対応が求められます．このような事態に対応する能力もこれからの薬剤師が果たす使命の一つです．

b. 病院実習で臨床の実践的能力向上を目指す（大学病院の臨床実習プログラムの一例）　大学病院での臨床実習の事例を紹介します（**図6・6**）．この大学病院では，約5週間の病院薬剤師によるオリエンテーションを含むセントラル業

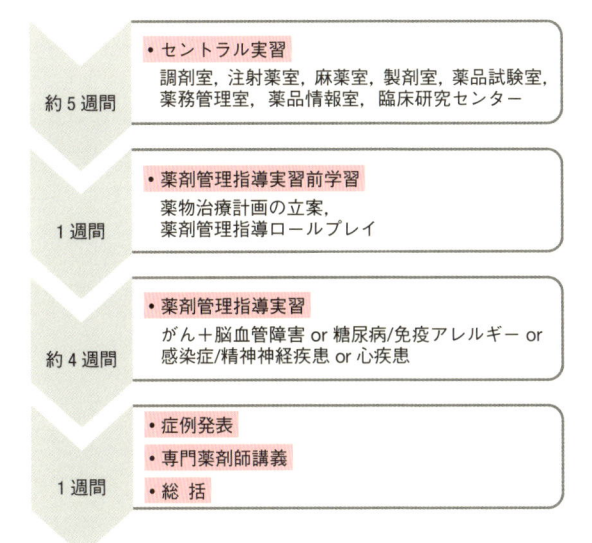

図 6・6　病院実習スケジュールの一例

務に関する実習（セントラル実習）と，約 6 週間の薬学部教員と病院薬剤師による病棟実習事前教育や課題発表を含む病棟での薬剤管理指導業務に関する実習（病棟実習）の大きく二つに分けて実施しています．

　このうち前半のセントラル実習では，内服薬の調製に関する実習（調剤室），注射薬の調製に関する実習（注射薬室），麻薬の管理・調製に関する実習（麻薬室），院内製剤や抗がん剤の調製に関する実習（製剤室），薬物血中濃度測定と投与設計に関する実習（薬品試験室），医薬品の発注・納品ならびに採用薬選定に関する実習（薬務管理室），医薬品情報の整理および周知に関する実習（薬品情報室），臨床研究と治験管理に関する実習（臨床研究センター）を行っています．その後，薬学部教員による実習前学習を行った後，薬剤管理指導実習を実施します．最後の週には病棟実習中に実際に体験した症例に関する症例発表と薬事関連の調査発表を行っています．

　病棟実習中には感染対策チーム（ICT）や栄養サポートチーム（NST），緩和ケアチームの回診やカンファレンスに実習生が同行し，チーム医療の実際と各チームで特化した薬剤師の役割を見聞しています．さらに，がん専門薬剤師や感染制御専門薬剤師，救急専門薬剤師，災害医療認定薬剤師などのさまざまな専門・認定資格を有する薬剤師による専門教育を受けます．病棟実習後には，各自が指導に携わった症例から各グループでがん 1 症例とその他の疾患 1 症例を選択し，薬学的な視点からまとめ，指導内容や貢献した内容などを含めた症例発表を行っています．さらに病院薬剤師による薬剤部での研究活動についての紹介もあります．ここでは薬剤師による臨床研究が必要な理由や研究を始めようと思った動機，専門や認定の資格を取るにあたっての研究の必要性，実際の研究内容などを多角的に知ることができます．

ICT: infection control team

NST: nutrition support team

6・3　フェーズ③ 実習で学んだことを広げ深める学修

　6年制薬学部の医療人教育の本質は，医療の担い手である薬剤師として求められる基本的な資質・能力を生涯にわたって醸成するため，1) 多職種の関わりのなかで将来の自己の役割・責任を認識できる能力を養成していくことと，2) 医療機関という枠組みを越えて患者中心に医療全体のなかでの薬剤師の役割・責任を俯瞰できる能力を高めていくことです．

6・3・1　フェーズ③ とはどのような学修か

　“F 臨床薬学”を構成する三つのフェーズのうち，フェーズ③ は臨床実習修了後に各大学が行う卒業に向けた深化・一般化を図るための総合的・体系的な臨床薬学教育です．皆さんがフェーズ② の多様な薬局・病院での実習で出会う個々の症例や事例（多職種連携，医療安全，感染制御，地域医療・介護福祉，公衆衛生など）は，施設ごとに違うため，本質は同じでもそれぞれ体験することが異なります．したがって，フェーズ③ の学修では，実習を通して経験した多くの症例・事例を，大学教員や医療現場の薬剤師と一緒に異なる体験をした学生同士で共有し，効果的であったこと，改善が必要であったことなど，話し合うことでまず共有し，症例・事例の一般化につながる学修を行います．たとえば，臨床現場では添付文書の適応や用法用量とは異なる薬物治療に対し，ガイドラインや文献などのエビデンスをもとにアセスメントする事例が多く存在します．こうした事例は，臨床での薬物治療の考え方を共有・一般化する好材料です．また，大学で学んだ基礎薬学（無機・有機化学，物理化学，生化学など）の観点と事例をつなげ掘り下げることで，実習で体験した事例に対しさらに深い基礎を意識した薬学的な理解を深めることができます．

　このように多様な施設での経験を，単に思い出話として話し合うのではなく，同じ疾患でも，病期や症状が異なった患者への対応，治療方法や生活環境が異なった事例を，多様な観点で共有することで，疾患のもつ広さと深さを学修することができます．また，異なる疾患の事例でも，多くの異なった疾患における治療法やケアの共通点と相違点，薬剤師として責任をもって行う行動と，多職種と連携して行う行動などを理解することができ，一人の経験を多人数で共有することで深化させることができます．

　実習を行う施設もすべて同じではありません．その施設がどのような地域でどのような連携を取りながら医療や予防を行っているかは，地域や施設によって異なります．実習終了後，経験した症例だけでなく，実習した施設の地域における役割，地域間連携，患者・来局者・地域住民の特徴を，全国データ，医療圏別データなどと比較し，把握したうえで，大学で他の施設で学んだ学生同士で話し合うことも有意義です．このように自分が実習した施設だけでなく，広い視野で他の学生が実習を行った医療機関の地域における役割の多様性を共有することも，フェーズ③ を行う重要な目的です．

　薬剤師としてのプロフェッショナリズムを身につける　“F-5 臨床で求められ

る基本的な能力"は，プロフェッショナルな薬剤師の行動について記載したもの
で，医療現場や地域で薬剤師として活動する際，医療人としてどのように行動す
るかの目標を示したものです．すべての学年の学修で自分自身の行動がこの"薬
剤師に求められるプロフェッショナリズムの目標"を満たしているのか常に評価
し振返りながら学修を進めてください．

F-5 臨床で求められる基本的な能力
F-5-1 医療・福祉・公衆衛生の現場で活動するための基本姿勢

（学修目標から抜粋）

1) 個々の患者・生活者に寄り添い，身体的，心理的，社会的特徴の把握に努め，その想いを受け止めて患者・生活者を全人的・総合的に深く理解する．

2) 薬剤師として医療の中で求められる責任を自覚し，自らを律して行動するとともに，薬剤師としての義務及び法令を遵守する．医療の担い手として，豊かな人間性と生命の尊厳について深い認識を持ち，薬剤師の社会的使命を果たす．

3) 関係者と相互理解を図り，信頼関係を構築した上で，他者の意見又は記述された文章を正しく理解し，それに対する自分の意見を効果的な説明方法や手段を用いて明確に表現する．

4) 専門職がチームとして連携して活動を推進するため，チームの活動の活性化に積極的に貢献するとともに，チームの中での個人の責任を果たす．

5) 自己研鑽を続けることは医療・保健に携わる薬剤師の基本であることを理解し，薬学・医療の進歩に対応するために，医療・保健・介護・福祉・情報・科学技術など薬剤師を巡る社会的動向を把握する．

6) 医療の質的向上に貢献するため，再現性・信頼性・具体性のあるエビデンスの構築に努める．

　この学修目標に掲げられた基本姿勢とは医療人としてのプロフェッショナリズムを示しており，臨床実習期間中はもちろん，後述する実習終了後のフェーズ③の学修のなかで，もう一度しっかり各自が振返り，自分達の行動がこの目標のどこまで到達できていたかを確認してほしいと思います．大学に戻ってきた後，各自の臨床現場での行動を教員や学生同士で発表し共有するなかで，真に患者や生活者に寄添うことができたのか，チーム医療の参加で薬剤師としてさらにできることはなかったのかなどを話し合い，医療人としての行動について考察するのもフェーズ③の重要な学修です．

6・3・2　個別最適化薬物治療の理解を深めるための "フェーズ③ 演習プログラム"事例紹介

　フェーズ③では，臨床実習で体験した症例を再度振返って考察することで一般化・深化することを目的としています．ここでは，臨床現場で経験を積んだ学生が，大学でフェーズ③としてさらに症例検討を行うにあたって，参考となる症例検討の事例を紹介します．臨床現場で経験を積んだのに大学でまたペーパーペイシェントの症例検討に戻ることになりますが，2024年時点ではこれも効果的な方略の一つと考えての提案です．時代が進んで，皆さんが臨床実習を終えたころには，各大学とも，もっと効果的なフェーズ③の学修方略を構築している

はずですから期待していてください. 以下, 一つの方略の事例として紹介します. 専門的な部分は難しいかもしれませんが, 臨床現場でこのような考察を継続的に行う重要性を理解してください.

a. 薬局薬剤師と病院薬剤師が連携して1人の患者に生涯にわたって実施する個別最適な薬物治療の実践事例　　以下の症例につき, 学生は自分自身の臨床実習の経験をもとにそれぞれの場面で薬局薬剤師と病院薬剤師の立場で薬剤師の役割について大学教員の指示のもと, 議論します.

薬物治療の症例検討

> 【症 例】　男 性
> 場面①　**35歳**: 椎間板ヘルニアで手術を実施
> 場面②　**50歳**: 糖尿病に罹患し,
> 　　　　**55歳**: 心房細動を発症しカテーテルアブレーションを実施
> 場面③　**65歳**: 大腸がんに罹患し, 手術と術後化学療法を実施
> 場面④　**70歳**: 大腸がん再発に対する化学療法を実施し, 最後にベスト・サポーティブ・ケアとして在宅での治療に移行する.

> 【場面①-1　病院薬剤師の立場で考える】
> **経 過**: 患者は大学進学で地元の離島を離れ, 都市部で生活し, そのまま都市部で事務職に就いていた. 毎年の健康診断では血液検査に異常はなく, 小児の頃に喘息があったが, 成人前に症状は消失し, 成人後は健康でほとんど病院は受診していない. 35歳で椎間板ヘルニアを発症し, A総合病院で内視鏡下椎間板摘出術を施行することとなった. 術前の定期服用薬はなく, 入院時の処方内容は以下の通りである.
> 　　セファゾリンナトリウム注射用1g＋生理食塩液50 mL
> 　　　　　　　　　　　　　　　1日2回　12時間毎（1時間かけて）
> 　　ロキソプロフェン錠60 mg　　　　　3錠　1日3回　朝・昼・夕食後
> 　　レバミピド錠100 mg　　　　　　　3錠　1日3回　朝・昼・夕食後
> **検査所見**: AST 10 U/L, ALT 19 U/L, SCr 0.8 mg/dL, eGFR 89.3 mL/min/1.73 m^2

【症例検討のポイント】

#1.　効果的な治療を行うための情報収集: これまでに手術歴や慢性疾患による治療歴などがほぼなく, 事前情報が少ない. 副作用歴やアレルギー歴, サプリメントやOTC医薬品の使用, 既往歴, 飲酒や喫煙などの基本的な情報に加えて, どのような情報が必要になるかを議論する.

#2.　入院中の薬剤治療管理と指導: 患者背景や検査値, 実施する手術などの情報をもとに薬剤の選択や用法・用量の妥当性を評価し, 患者のアドヒアランスの向上のためにどのような薬剤管理指導が必要かを考える.

#3.　薬局との情報共有: 退院後には外来でのフォローが予定されている. 薬局での薬物療法を安全かつ円滑に実施するためにどのような情報を共有すべきか考える.

【 場面 ①-2 薬局薬剤師の立場で考える】

経　過：A総合病院を退院後にX薬局に初来局，以下の内容の処方箋を持参した.

ロキソプロフェン錠 60 mg	3 錠	1 日 3 回	朝・昼・夕食後
レバミピド錠 100 mg	3 錠	1 日 3 回	朝・昼・夕食後
ケトプロフェンパップ 60 mg			
	1 袋	1 日 1 回	入浴後（傷を避けて背中に）

【症例検討のポイント】

#1. 効果的な治療を行うための情報収集: 事前情報が少ない患者からどのような情報を収集すべきか考える. また退院後の患者であり, 病院薬剤師からどのような情報を聞き出す必要があるか議論する.

#2. 妥当性評価と医薬品の適正使用: 得られた情報をもとに処方の妥当性について考える. また, 今後, 患者状態がどのように変化するかを予測しながら, どのように継続的に関わってゆくか考え, かかりつけ薬局・薬剤師として何を行うことが必要か議論する.

#3. 患者のトータルケア: 健康サポート薬局として, 薬局に備付けの血圧計や心電図計, 薬局で販売しているサプリメントなどを用いて, この患者に貢献できることがないか議論する.

【 場面 ②-1 薬局薬剤師の立場で考える】

経　過：50 歳, X薬局に継続して来局中. B循環器内科から高血圧でアジルサルタン錠を処方されていたが, 健康診断時の血液検査から糖尿病を指摘され, C内科からメトホルミンが 500 mg/日で開始, 本日処方分から 1000 mg/日に増量となった. なお, D整形外科からはセレコキシブ錠が継続処方されている. 処方内容は以下の通りである.

B循環器内科:

アジルサルタン錠 20 mg	1 錠	1 日 1 回	朝食後

C内科:

メトホルミン錠 500 mg	2 錠	1 日 2 回	朝・夕食後

D整形外科:

セレコキシブ錠 100 mg	2 錠	1 日 2 回	朝・夕食後

血　圧: 120/78 mmHg

検査所見（患者より聴取）: HbA1c 7.9 %

【症例検討のポイント】

#1. 妥当性評価と医薬品の適正使用: 処方薬の治療効果や副作用の確認をどのように実施するか, 追加薬の必要性, 処方薬の用量変更について議論して, 薬物療法についてのアセスメント考える. 予想される治療期間に相応する注意事項を考える.

#2. 患者のトータルケア: 健康サポート薬局としてこの患者に貢献できることがないか議論する.

【 場面 ②-2 ：病院薬剤師の立場で考える】

経　過： 55 歳，職場での胸の不快感に続く強いめまいがあり，心疾患が疑われ，ホルター心電図や心臓カテーテル検査を含めた精査加療目的で A 総合病院に入院となった．X 薬局からのお薬手帳を持参しており，持参した定期服用薬は場面 ②-1 の 3 剤である．入院後の検査で発作性心房細動が認められ，エドキサバントシル酸塩水和物錠 60 mg/日が開始された．その後，カテーテルアブレーション治療を実施することになった．

血　圧： 130/75 mmHg

検査所見： AST 12 U/L，ALT 18 U/L，SCr 0.7 mg/dL，HbA1c 6.8 ％，eGFR 90.7 mL/min/1.73 m^2

【症例検討のポイント】

#1. 効果的な治療を行うための情報収集： 35 歳で内視鏡下椎間板摘出術を施行して以降，A 総合病院へは初の来院であるため，入院時にどのような情報が必要かを考える．また，患者のさまざまな情報を把握している X 薬局からの情報を十分に考慮する．

#2. 非薬物療法の実施： 治療実施にあたって薬物療法を見直す必要はあるか，実施にあたっての変更，継続などについて検討する．

#3. 地域における多職種との情報共有： 退院後には A 総合病院外来と近医（B 循環器内科，C 内科，D 整形外科）でのフォローが予定されている．今後の在宅での薬物療法，症状の変化に対する対応を円滑に実施するために誰とどのような情報を共有すべきか考える．

【 場面 ③-1 薬局薬剤師の立場で考える】

経　過： 定年退職に伴い，生まれ育った離島へ戻り生活していた．離島では，近医の F 内科と Y 薬局でこれまでの治療を継続していた．退職後は不摂生な生活から糖尿病のコントロールが不良だった．このような背景のなか，65 歳で大腸がんと診断され，E 総合病院で手術を受けることになった．このときの処方内容は以下の通りである．

F 内科：

エドキサバントシル酸塩水和物錠 60 mg	1 錠	1 日 1 回	朝食後
アジルサルタン錠 20 mg	1 錠	1 日 1 回	朝食後
カナグリフロジン水和物錠 100 mg	1 錠	1 日 1 回	朝食後
メトホルミン錠 500 mg	2 錠	1 日 2 回	朝・夕食後
セレコキシブ錠 100 mg	2 錠	1 日 2 回	朝・夕食後

血　圧： 126/76 mmHg

検査所見（患者より提供）： AST 15 U/L，ALT 20 U/L，SCr 1.4 mg/dL，HbA1c 8.1 ％，eGFR 43.8 mL/min/1.73 m^2

【症例検討のポイント】

#1. 医療環境の異なる地域での薬学的管理，手術に向けた薬学的管理： 本症例では，都市部で開始された糖尿病および心房細動の治療を離島で継続している．都市部と離島での医療環境の違いとそれに対応する薬剤師の役割について考える．また，手術を行うにあたり，術後合併症を含めた広い視点で必要な薬学的管理を考え提案する．

#2.　手術に臨むにあたっての薬学的管理: 手術に伴う有害事象を回避するため，中止すべき薬剤やサプリメントがないか，その中止期間を確認する．また薬剤の中止のリスクとベネフィットを合わせて議論する．

#3.　腎機能の評価: 腎機能を継続的に評価し，今後の薬物治療の妥当性について議論する．

【 場面 ③-2 病院薬剤師の立場で考える】

経　過: 手術は大きな有害事象なく終了し，大腸がんのステージはⅢと診断された．術後も検査値やバイタルの大きな変動はみられなかった．再発の抑制を目的に，術後補助化学療法として CapeOX（カペシタビン＋オキサリプラチン）療法を実施することになり，医師より以下の内容が処方された．

X 月 Y 日（day 1）

　グラニセトロン注射液 1 mg ＋ デキサメタゾン注射液 4.95 mg

　　＋ 生理食塩液 50 mL　　　　　　　　　　　　　30 分で点滴静注

　オキサリプラチン注射液 220 mg ＋ 5 ％ ブドウ糖液 500 mL

　　　　　　　　　　　　　　　　　　　　　2 時間で点滴静注

　カペシタビン錠 300 mg　　　　　　　14 錠　1 日 2 回　朝・夕食後

　　　　　　　　X 月 Y 日（day 1）より開始，14 日間投与し 7 日間休薬

X 月 Y 日（day 1）

　アプレピタントカプセル 125 mg　　1 カプセル　1 日 1 回　治療の 60 分前

　デキサメタゾン錠 4 mg　　　　　　2 錠　　　　1 日 2 回　朝・昼食後

X 月 Y ＋ 1 日および Y ＋ 2 日（day 2, 3）

　アプレピタントカプセル 80 mg　　1 カプセル　1 日 1 回　朝食後

　デキサメタゾン錠 4 mg　　　　　　2 錠　　　　1 日 2 回　朝・昼食後

【症例検討のポイント】

#1.　効果的な化学療法: 化学療法の効果判定，治療に伴う副作用の回避のために，これまでの治療歴や生活歴を考慮した支持療法を考える．

#2.　退院後の治療効果: 化学療法を実施した病院と，退院後，服薬管理を行う薬局とで共有が必要な情報を議論する．

【 場面 ④ 病院薬剤師・薬局薬剤師双方の観点から考える】

経　過: CapeOX 療法を完遂し，その後は経過観察としていた．5 年後に再発し，その後は化学療法の内容を変更して治療を継続していた．自宅で突然の嘔吐と激しい腹痛により緊急搬送され，腸閉塞の診断となり化学療法および内服薬は中止となった．予後は 3 カ月程度と推測され，ベスト・サポーティブ・ケア（BSC）の方針となった．腸閉塞の改善は難しく，中心静脈栄養（TPN）管理となり，本人は在宅移行を希望した．

　在宅移行希望時の処方は以下の通りである．

　エルネオパ® 1 号輸液 1000 mL/袋　　　　41.6 mL/時間　持続点滴

　ヒューマリン® 注 50 単位/0.5 mL ＋ 生理食塩液 49.5 mL

　　　　　　　　　　　　　　　　　　　1.0 mL/時間　持続点滴

　フェンタニル注射液 0.5 mg/10 mL ＋ 生理食塩液 38 mL

　　　　　　　　　　　　　　　　　　　2.0 mL/時間　持続点滴

TPN: total parenteral nutrition

【症例検討のポイント】

#1. 在宅療養指導における薬学的管理：生活が中心の場で治療を行う在宅療養は，入院中と比較すると医療資源が限られる．特に本症例は離島での在宅管理であり，場合よっては点滴の交換などは患者家族などが行う必要があるため，可能な限り最低限にしたい．このような環境を考慮した薬学的管理を行うにあたって，無理のない処方設計を議論する．場面は入院中を想定しているが，薬局薬剤師は退院時共同指導を通じ，病院薬剤師と協力して処方設計する場面を考える．

#2. 患者のトータルケア：予後が限られるなかで，糖尿病や心房細動の薬物療法はどうするかを考える．このような場面での薬物療法の必要性と投与経路の選択を議論する．

【皆さんが主体的に活躍する時代の薬剤師】

　今回の症例への薬剤師の対応は現在（2024 年時点）の医療水準を想定しています．しかし，今後は医療の DX 化が飛躍的に進み，トレーシングレポートや電話連絡よりもよりスムーズな連携システムが構築されていると考えられます．たとえば，オンラインの面談やドローンを活用した医薬品の輸送はもちろん，医療機関同士の施設を越えた電子カルテや電子薬歴の共有などは当たり前になっていることも想定されます（第 4 章参照）．これにより，どの医療機関でも相互作用や禁忌情報が共有化され，より安全な薬物治療が可能に，また，患者の血糖値などはリアルタイムで電子カルテに連携され，異常値となればすぐに医療従事者が対応できるように，あるいは，AI の活用が進歩し，ビッグデータをもとに異常値となる前に予測して早期から対応できるようになっているかもしれません．薬局と病院どちらにおいても，薬剤師は医療の DX 化のなかで，人として，人間としての感性を大切にしながら患者や患者家族，他の医療従事者とコミュニケーションを取り，薬学的な専門性を発揮することが AI の時代にも求められると想定されます．そのような視点で本症例を題材に将来の薬剤師像と自身の医療人としての目標について議論すれば，時代の変化によって変わるものと変わらないものの区別が見え，ニーズに合った薬剤師の医療貢献の重要性がさらに深く理解できるでしょう．

　b. フェーズ ②，フェーズ ③ の学修から"臨床研究"へ　　学校教育法 87 条の 2（第 5 章参照）に掲げられている 6 年制薬学部の目標"臨床的実践能力を培うことを主たる目標とする"が意味するところは，現状の薬学的管理を駆使するだけでなく，まだ治療法の見つからない疾患，治療を受けることができても副作用などで苦しまなければならない治療薬に対する課題解決を行う姿勢も含まれていることは第 5 章ですでに述べました．これらを受け，"F 臨床薬学"では，医療現場での薬物治療における問題点などを考察するなかで，まだ解決されていない未知の課題の発見とそれらを解決する実践力を修得していくことを学修目標にあげています．

F-3-2 医薬品情報の管理と活用（学修目標から抜粋）
3) 報告されている種々の医薬品に関する情報を整理，統合して，臨床で有益な知見を新たに構築して提供する．

F-4-1 地域住民の疾病予防・健康維持・増進の推進，介護・福祉への貢献（学修目標から抜粋）
3) 地域における医療，保健，介護，福祉等の疫学データを活用して，地域住民の健康状態及び地域独自の医療，保健，介護，福祉環境等の課題を把握するとともに，それらの課題改善への取り組みを科学的エビデンスに基づき検討し提案する．

F-5-1 医療・福祉・公衆衛生の現場で活動するための基本姿勢（学修目標から抜粋）
6) 医療の質的向上に貢献するため，再現性・信頼性・具体性のあるエビデンスの構築に努める．

医療現場でまだ解決されていない未知の課題，十分な根拠の得られていない治療などを科学的な方法で解決・証明することは "研究" に結びつく重要な実践です．医療現場で発見した課題解決の筋道は，課題が誰も知らない未知のものであった場合，その課題に仮説を立て，解決に向けて科学的で適切な方法を立案し，それを実践して仮説が正しいかどうかを評価します（研究による科学的アプローチ）．臨床実習または実習後の振返りで発見した課題は大学や実習施設の指導者のサポートのもと，研究に値するものを立案・遂行し，得られた結果を解析・考察しようという気持ちになれば，学会発表や学術論文として報告することにつながることもあります．

"G 薬学研究" の中核である卒業研究では，研究課題の背景調査，研究の立案・実行・考察，そして示説が繰返され，論理的思考力を高めていきます．多くの薬剤師の認定・専門資格取得には学会発表や論文発表が必要であり，学部での卒業研究は薬剤師の生涯研鑽の礎となります．

臨床実習または実習後の振返りで見いだしたクリニカルクエスチョン，臨床現場の薬剤師が業務のなかで直面している薬学的課題には基礎的な薬学の視点で解明・解決できるものが少なくありません．こうした課題の抽出と基礎薬学研究との連携には，薬学部が果たす役割が大きく，日頃から自大学の研究内容に関心をもつように心がけましょう．

このようにフェーズ ③ で実施される臨床実習の振返りおよび統合的学修は，"F 臨床薬学" と "G 薬学研究" を有機的に連関させる学修に発展させることが可能です．できれば，卒業研究の最終目標を学会発表や論文発表に設定して臨みましょう．研究能力，論理的思考力の向上は，薬剤師の生涯研鑽に欠かせない要素であり，薬学部での学修の最終目標ともいえます．"研究マインド・能力をもつ薬剤師" はこれからの薬剤師の社会貢献には必須です．"研究" は薬剤師業務の一つとしてこれからますます重要になってくると考えられます．

6・3・3　時代のニーズを受けた将来につながる実習（例）

　"F 臨床薬学"のフェーズ③の学修は，臨床実習から大学に戻って行う学修ですが，薬局，病院の各 3 カ月の臨床実習で十分に学生の皆さんが目指す能力が修得できるでしょうか．また，臨床実習では限られた薬局，病院での実習であり，その実習施設の環境や条件で学びたかったことがすべて学べるとは限りません．

　社会は常に大きく変化しており，薬剤師に求められるものもどんどん拡大していきます．新しい時代に活躍するためにさらに必要な能力の修得も常に視野に入れておかねばいけません．これらのことを踏まえて薬学部では通常の臨床実習に追加で行うアドバンストの臨床実習プログラムを行っているところが多くなってきました．その例をいくつか示します．

例 1　医療デジタル機器・IT を活用し地域医療を改新する実習プログラム

　超高齢化社会の大きな問題である薬剤師の地域偏在に対して，学生のうちから問題意識を涵養し，へき地・災害医療薬学に関する教育の充実度・満足度を高めることで，薬学生の地域の医療問題改善への意識向上を目指す実習プログラムがあります．この実習では，自治体が所有する医療 MaaS 車両（デジタル医療機器を装備した次世代型医療サービス車）に薬学生が，医学生・医療従事者・教員と共に搭乗し，薬学部・医学部合同の参加型実習として地域医療を体験します．また，モバイルファーマシー（移動薬局）を用いた災害医療実習を通して，モバイルファーマシーの機能・役割や災害薬事コーディネーターの重要性を理解する研修を薬学生だけでなく，医学生や看護学生も参加する形で実施します．

災害について学びます！

例 2　薬剤師の地域偏在の問題を解決するへき地実習プログラム

　地元の地域医療・へき地医療の問題点を理解し，それらの解決に向けたマインドと実践力をもつ薬剤師の育成を目的に，薬剤師の地域偏在解決を考えるプログラムがあります．このプログラムでは，地域の自治体や医療機関，薬剤師会などの協力のもと，薬学部の臨床実習を終えた学生に対し，学生の希望に応じて，へき地の在宅医療を担っている地域連携薬局や専門医療機関連携薬局など特色ある施設で，4 週間程度の実習を行います．また，へき地医療・在宅医療を疑似体験できる VR 教材を作成し，特色ある施設での実習を反復体験できる学修環境を整備することで，多種多様な役割をもつ医療施設での学びを，学生が効果的に継続できる工夫を図っています．

　また，薬剤師の不足している地域の医療・介護施設における別のアドバンスト実習プログラムでは，学生に，実習した地域の課題とその解決法を提案する映像コンテンツ教材を制作してもらい，その映像コンテンツ教材を使って薬学部低学年向け PBL 授業などの講師を実習生が担います．映像コンテンツ教材を薬剤師向けの研修会にも活用して「生涯研鑽」の姿勢を涵養するプログラムにもなっています．これらのプログラムは，薬剤師偏在の課題を深く理解し，偏在などへの解決策を見いだす能力の醸成を図り，学生の地域医療参画への意識を高めることが目標です．

薬剤師が不足している地域…

例3　　　　　離島での医療・保健実習（チーム医療）プログラム

　離島医療を将来主導する医療エキスパートを養成する医学部の教育プログラムに薬学生も参加するチーム医療実習を 6 年次のアドバンスト実習科目としたプログラムです．薬学生（2 名）は医学生（2～3 名）とチームを組んで，離島の病院・診療所，薬局，保健所などで，医療従事者や教員の指導のもと，地域の患者や住民と向き合った全人的医療を多職種連携により体験します．この離島実習では，医学生との共修を通し，多職種の関わりのなかで将来の自己の役割・責任を認識する能力や医療全体のなかでの薬剤師の役割・責任を俯瞰する能力を総合的に体系的に学ぶことができます．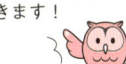

離島にいってきます！

例4　　5年次からの薬学部，医学部，歯学部，保健医療学部の学生との
　　　　　　　　　　　　学部連携実習プログラム

　3 年次から他学部と連携した"学部連携チーム医療演習"を実施し，5 年次の病院実習と薬局実習が終了した後に，アドバンスト臨床実習として，医療系 4 学部連携の実習を行うプログラムです．多学部連携のアドバンスト臨床実習は，薬学生に多職種の関わりのなかで医療チームでの自己の役割・責任を認識する能力や医療全体のなかでの薬剤師の役割・責任を俯瞰する能力を高めることを目指します．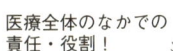

医療全体のなかでの
責任・役割！

　医療人には，幅広い教養をもった感性豊かな人間性，人間性への深い洞察力，社会ルールについての理解力，倫理的思考力，コミュニケーション能力，科学的探究力，専門知識に基づいた問題解決能力などが必要です．フェーズ ③ の学修は，これまで学修してきた患者個々を対象とした個別化薬物治療を概念的に理解し，さらに深く学ぶことで一般化します．この一般化は，課題発見・解決能力の向上，研究マインドの醸成を助けます．最終的には卒業後，医療人として生涯にわたって学ぶ姿勢，つまり薬剤師のプロフェッショナリズムの重要なテーマである"生涯研鑽"の自発的な学修姿勢を涵養することも重要な目標です．

　医療の DX 化により，薬剤師の現行業務のうち，服薬管理などは ICT 技術により自動モニタリングが可能となり，誰でも服薬状況を把握できるようになるかもしれません．加えて，オンライン服薬指導と調剤薬の居宅への配送が実用化・一般化されれば，患者が薬局に足を運ぶこともなくなる可能性があります．

　これからの薬剤師は，ICT 技術を積極的に取入れ，薬剤師の既存の業務を可能な限り ICT 化することで，薬剤師と患者の交流を根本的に見直し，地域包括ケアシステムのなかでの"薬物治療コンサルタント"としての貢献，セルフメディケーションに注力し，予防医療のなかでの"健康増進コンサルタント"としての貢献，特定疾患領域の薬物治療に専門特化した"特定疾患領域の専門薬剤師・指導薬剤師"として貢献することなどを積極的に進めていく必要があると考えられます．

　"F 臨床薬学"のフェーズ ③ の学修は，薬学教育モデル・コア・カリキュラ

ムの基本理念である"未来の社会や地域を見据え，多様な場や人をつなぎ活躍できる医療人の養成"のもと，これから大きく変貌していく社会において，常に課題の発見と解決を科学的に探究し，医療人として安全で質の高い個別化薬物治療を提供できる薬剤師をめざす学修です．そのために，まず，現在大学で行っている臨床実習の成果を常に十分に検証し，評価するとともに，現行の実習を超えるアドバンストな臨床実習の必要性を検討し，今後さらなる臨床実践能力の向上を図るためにどのような実習が必要なのか，学生の皆さんも一緒に考えていくことが大切です．

第1版 第1刷 2024年12月4日 発行

新スタンダード薬学シリーズ 第1巻
モデル・コア・カリキュラムで学ぶ薬学

編 集　新スタ薬シリーズ
　　　　編 集 委 員 会

© 2024　発行者　石 田 勝 彦

発 行　株式会社 東京化学同人
東京都文京区千石 3-36-7（〒112-0011）
電話 03-3946-5311・FAX 03-3946-5317
URL：https://www.tkd-pbl.com/

印刷・製本　新日本印刷株式会社

ISBN978-4-8079-1731-0　Printed in Japan

日本薬学会 編

知っておきたい 有機反応 100 第2版

B6判　2色刷　304ページ　定価2970円（本体2700円）

薬・理・工・農学部学生にとって必要な有機反応のエッセンスをまとめたハンドブック．基本となる反応はすべて収載し，さらに最先端の反応も紹介する．それぞれの項目が完結しているのでどのページからでも学べ，繰返し確認できる便利な書．

薬学生・薬剤師のための
知っておきたい 生薬 100 第3版
― 含 漢方処方 ―

B6判　208ページ　定価2860円（本体2600円）

一般漢方および医療用漢方処方に汎用される約100種類の生薬について，基原植物，主要成分，確認試験，薬効・薬理，用途・配合処方などをわかりやすく収載．第十七改正日本薬局方（第一追補）に対応．

知っておきたい 臨床検査値 第2版

B6判　264ページ　定価2860円（本体2600円）

薬剤師教育に必要な臨床検査について解説する．各臨床検査について，基準値／測定値の意義／高値になるとき／測定法・原理などを記載する．実務実習期間中，常に携行でき，役立つハンドブックであり，卒業後の臨床業務にも活用できる．

薬学生・薬剤師のための
知っておきたい 病気 100 第2版

B6判　336ページ　定価3080円（本体2800円）

薬学生に学んでほしい疾患をコンパクトにまとめたハンドブックの改訂版．薬剤師としても必携の一冊である．病態・症候・薬剤性障害の三部構成．それぞれの疾患は分類・定義，病因，症状，病態，診断，薬物治療などの項目が簡潔にまとめられている．新ガイドラインや新薬，新知見を考慮して全面改訂．

知っておきたい OTC医薬品 第3版

B6判　2色刷　416ページ　定価3300円（本体3000円）

薬学生・薬剤師および登録販売者を主な対象に，OTC医薬品（要指導医薬品・一般用医薬品）についてこれだけは知っておきたい知識を薬効群別に分類し解説した役立つハンドブック．

2024年12月現在（定価は10％税込）

新スタンダード薬学シリーズ 第6巻

薬学情報科学

I. データサイエンス基礎
基礎統計からデータ解析へ

新スタ薬シリーズ編集委員会 編
B5 判　180 ページ　定価 3740 円(本体 3400 円+税)

薬学部に特化した情報科学のテキスト誕生！

- ・薬学に関連した事例で説明されている
- ・他科目との関係を示すマップも収載

基礎講義 情報科学
デジタル時代の新リテラシーを身につける

井上英史 監修／森河良太・西田洋平・野口 瑤 著
B5 判　248 ページ　定価 3300 円(本体 3000 円+税)

大学1年生で必要な情報科学の基礎をコンパクトにまとめた教科書. コンピュータの仕組みから, プログラミングなどの実践的内容や, 情報倫理まで解説. 現代社会を支えるデジタル技術を仕組みから理解し, 将来への基礎力を高めるために必携の1冊.

ライフサイエンスのための 英 語
I. 基本スキル編

萩原明子・小林 薫 編著
B5判 184ページ 定価2640円(本体2400円+税)

生命科学分野を専攻とする学生を対象とし，生命科学のトピックを扱いながら，学生が知らず知らずのうちに科学英語の読み，書き，話すの基本スキルを修得することができる教科書．音声データ付．

主要目次 Study Guide(科学英語習得のための効果的な学習法の手引き)／Textbook(聴解，読解，文型，語彙の学習と練習問題，6ユニットよりなる)／Workbook[Textbookの各ユニットに対応した課題(内容理解問題，応用問題，聞き取り，応答問題)，科学英語の語彙リスト](切取り提出様式)

ライフサイエンスのための 英 語
II. プレゼンテーション編

萩原明子・内藤麻緒・小林 薫 編著
B5判 184ページ 定価2860円(本体2600円+税)

自然科学系大学生を対象とした半期(12回)の講義を想定した教科書．簡単な例を用いることによって自然科学をテーマにしたプレゼンテーションの基本(スライドの作り方や話し方など)が学べる．スピーキング練習のための動画付．

主要目次 プレゼンテーションとは／プレゼンターとスタディの紹介／背景と研究目的の紹介／使用した材料と研究方法の提示／結果，考察とまとめ／ポスター発表／模範解答／付録(機能表現集／ルーブリック／スクリプトのチェックリスト／プレゼンテーション評価シート／プレゼンテーションメモ)

薬学生のための 英語会話

金子利雄・Eric M.Skier 編
B5判 144ページ 定価2860円(本体2600円+税)

"薬学準備教育ガイドライン(3)薬学の基礎としての英語③【聞く・話す】"技能を養成するために開発された薬学英会話教材．"薬学分野"を保険薬局，ドラッグストア，病院の三つの臨床現場に限定し，それぞれの分野での代表的なDialogを基本として取上げている．さらに米国・カナダの薬学教育事情，同一医薬品に用いられる英米の名称の違いなども加えている．音声データ付．

2024年12月現在(定価は10%税込)

病院・薬局ですぐに使える
英会話フレーズブック

原　博・Eric M. Skier・岩澤真紀子・大石咲子 著
A6判　256 ページ　定価2200円（本体2000円＋税）

薬剤師・登録販売者の強い味方．常に携帯して覚えたい，ポケットサイズの実践的英会話フレーズ集．単語の入れ替えだけで複数の場面に応用できる便利な基本表現を集めた．

薬学生・薬剤師のための
英会話ハンドブック 第2版

原　博・Eric M. Skier・渡辺朋子 著
新書判　2色刷　256 ページ　定価2970円（本体2700円＋税）

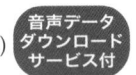

薬局や病院で薬剤師が，英語圏の患者に対応するときに役立つ実践的な英会話集．ＯＴＣ薬の販売，受診勧奨，服薬指導，病棟での治療薬の説明など実際の場面に沿った会話例を豊富に収載．ネイティブスピーカーにより収録された全ダイアログの音声データダウンロードサービス付．

プライマリー薬学シリーズ1
薬 学 英 語 入 門

日本薬学会 編　**CD付**
B5判　144 ページ　定価3080円（本体2800円＋税）

日本薬学会の薬学教育カリキュラムを検討する協議会が定めた“薬学準備教育ガイドライン”に準拠した薬学生のための英語の教科書．

薬学生のための 実践英語

Eric M. Skier・上鶴重美 著
A5判　96 ページ　定価1760円（本体1600円＋税）　**CD付**

海外研修への参加，英語での学会発表，就職活動などを始めようとしている薬学部の学生向け教科書．口頭や書面での自己紹介の仕方や面接の受け方，メールや履歴書の書き方，プレゼンテーションのコツなどを幅広く紹介する．